30分钟年轻10岁的拉伸法

[美]米兰达·艾斯蒙特·怀特◎著

王 政 李晓丹◎译

U0376317

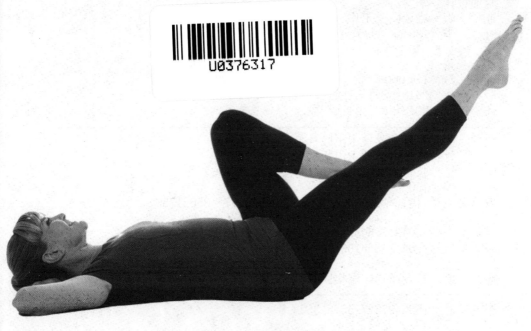

吉林科学技术出版社

图书在版编目（ＣＩＰ）数据

　30分钟年轻10岁的拉伸法 / （美）米兰达·艾斯蒙特·怀特著 ；王政，李晓丹译. -- 长春 ：吉林科学技术出版社, 2018.8
　ISBN 978-7-5578-3528-6

　Ⅰ. ①3… Ⅱ. ①米… ②王… ③李… Ⅲ. ①健身运动 Ⅳ. ①R161.1

　中国版本图书馆CIP数据核字(2017)第294641号

30分钟年轻10岁的拉伸法
30 FENZHONG NIANQING 10 SUI DE LASHEN FA

著　　　[美]米兰达·艾斯蒙特·怀特
译　　　王　政　李晓丹
出 版 人　李　梁
选题策划　李　征
责任编辑　孟　波　宿迪超
特约编辑　何永利　张海艳
封面设计　李雪涛
制　　版　雅硕图文工作室
开　　本　720 mm×990 mm　1/16
字　　数　240千字
印　　张　16
印　　数　1-7 000
版　　次　2018年8月第1版
印　　次　2018年8月第1次印刷

出　　版　吉林科学技术出版社
发　　行　吉林科学技术出版社
地　　址　长春市人民大街4646号
邮　　编　130021
发行部电话/传真　0431-85652585　85635177　85651759
　　　　　　　　　　85651628　85635176
储运部电话　0431-86059116
编辑部电话　0431-85610611
网　　址　www.jlstp.net
印　　刷　长春新华印刷集团有限公司

书　　号　ISBN 978-7-5578-3528-6
定　　价　49.90元
如有印装质量问题　可寄出版社调换
版权所有　翻印必究　举报电话：0431-85635186

衰老的谬误

无论我们现在年龄几何，也无论我们的健康状况如何，每一天，我们都面临着两种截然不同的选择——越来越衰老，或越活越年轻。

我很清楚我在说什么。

或许有些人认为衰老是我们无法掌控的，就如同你我无法阻挡岁月流逝。正是基于此，才有了这本书。我要通过这本书让你信服，其实这一切取决于你。骨骼、肌肉以及皮肤能否保持健康的年轻态，取决于你；能否健康、生机勃勃、精力充沛度过每一天，愉快地健身、旅行，与儿孙们共享天伦之乐，取决于你；未来的你是否要忍受关节和背部的疼痛，运动受限，体力不支，只能无奈地坐在那里看着别人做着你曾经做过的事，这也取决于你。

截然不同的结果取决于每天那30分钟——仅此而已。你原本可以决定自己身体的真实年龄，关键就看你做怎样的抉择：是消极地让身体衰老下去，听之任之；抑或是积极地对抗，坚持每天进行半小时的锻炼，来遏制衰老进程。

我选择后者，愿意通过自己的努力永远保持年轻，充满活力，即便不能完全做到，也尽力而为。我也衷心地希望你能和我一样。就让我们一起开始吧。

有关衰老的谬论

长久以来，医学研究者都持这样的观点，认为人进入老龄后，衰老对身体的一些负面影响会随之而来，甚至可以说是必然的。一些固有的观点也被一代代传承下来，人们都认同随着年岁的增长，必然会出现皮肤松弛、肌肉萎缩、体重增长，患上某种慢性病，甚至是癌症，最后我们的生命会因此而终结（也难怪我们如此崇尚年轻的文化）。

但是最近几年，科学家对老年问题的研究有了重大发现，对人在老年阶段的各方面状况有了新的描绘，有力地反驳了人们以往有关老龄的一些荒诞之言。

谬论1：人到了20岁后，大脑就停止生长，并开始逐步萎缩。

事实：神经学专家已经证实，只要我们保持头脑活跃，大脑就会一直生长，脑细胞持续增加，直至暮年。这就是大脑神奇的可塑性。而锻炼正是加强大脑可塑性最强有力的助推器。

谬论2：年过40岁后，身体的新陈代谢速度会减慢。

事实：如果我们极少，甚至根本就不进行锻炼，那么在40岁以后，身体新陈代谢的速度的确会变得缓慢。但是，在过去的25

年中，科学家经过反复研究证实，坚持每周锻炼3次的人完全能够避免因年龄增加而导致的代谢减缓，甚至能保持40岁之前的新陈代谢水平。

谬论3：皮肤必然会随着年龄的增长而衰老——我们仅有的防御武器就是良好的基因。

事实：现在我们已经很清楚肌肤的健康受诸多因素影响。我们可以用防晒霜抵御阳光；日常饮食多吃富含抗氧化物质的水果和蔬菜等，可以很有效地对抗"自由基"；多喝水，并保证充足的睡眠，有助于减少外界压力对肌肤弹性和紧致的影响。再有，或许你已经想到了，就是锻炼。最新研究发现，一个60岁久坐不动的人，如果每周进行2次锻炼，只要坚持3个月，其肌肤就能恢复到至少40岁时的状态，甚至还有可能像20岁时那样。

谬论4：身体肌肉的力量和数量必然会随着年龄的增长而每况愈下。

事实：实际上，如果肌肉不被很好地利用，自然会萎缩。相反，如果肌肉得到充分的锻炼和使用，它会永远保持强健。匹兹堡大学对40名年龄在40～81岁的健身者进行了一项跟踪研究。这些人每周会进行4～5次锻炼。研究人员给他们进行了磁共振检查、体成分测试、股四头肌力量测试，同时还测量了他们的肌肉量以及皮肤与肌肉之间的脂肪量。之后研究人员对得到的所有数据进行分析研究，结果发现，这些健身者身上健康强壮的肌肉几乎能从四十几岁一直保持到八十几岁。甚至，有些年龄较长者的肌肉量比年纪较轻者的还多。这一切均得益于锻炼。

谬论5：关节功能必定会衰退。

事实：关节损伤不是缘于年老，而是在于我们没有很好地保护它。如果我们学会如何保护关节，如平时注意走路轻稳，避免外力猛烈冲击，锻炼时注意活动幅度等，那么我们的关节就会一直保持着良好功能，直至我们终老。

谬论6：谁都逃不过肿瘤、糖尿病或是心脏病等的侵扰。

事实：首先多达34%的癌症缘于不良的生活方式。其次体重每减少1千克，患2型糖尿病的风险就在当前风险下降低16%，那么如果体重减轻了5千克，也就意味着患2型糖尿病的风险降低近60%。最后刊登在《新英格兰医学》的一项研究报告指出，在患有心脏病和其他心脏问题的女性患者中，有82%与吸烟、缺乏锻炼、肥胖或者高糖饮食等因素有关。

如果你对上述言论持怀疑态度，这也不奇怪。我们无法阻挡时光的流逝，这是事实。况且早有研究发现人在40～50岁时，身体会有8%的肌肉流失，而后肌肉流失速度更快，到了75岁以后，每10年流失超过15%。所以一直以来人们都认同肌肉流失是年老的必然结果。

但是，就在最近5年，老年学研究领域有了新的突破。来自匹兹堡大学以及其他一些知名医学研究中心的专家通过研究证实，年老后肌肉必然流失的论断是极大的错误观念。他们发现年岁的增长不是人衰老的主要原因，不良的生活方式才是主谋。事实上，许多年老体衰的特征并非由于身体经年累月的消耗，恰恰是身体得不到适当的锻炼、没有被很好地使用所导致。能够让我们青春永驻且长寿的关键——线粒体——神奇的生命源泉、细胞的能量工厂，就存在于我们的肌肉中。如果线粒体能永不停息地释放能量，那么我们身体的各组织器官——肌肉、骨骼、心肺、皮肤，都将永远保持旺盛的活力，直至生命终点。

而让这些能量工厂——线粒体保持活力的秘诀简单得让你惊讶。你不必去跑马拉松（除非你自己愿意跑），也无须在健身房一练数小时，累得呼哧带喘（除非你痴迷于健身）。你所要做的就是每天花上30分钟进行拉伸运动。你得到的回报是身体变得更轻盈、苗条，身姿更柔美、舒畅、优雅。你会拥有更加放松愉悦的生活。

坚持每天30分钟，你将会减重4.5千克，年轻10岁

与你平时早晨起床后伸伸胳膊、打个哈欠的那种拉伸不同，我所说的拉伸是一种能增强体能、强健肌肉的离心收缩模式的拉伸锻炼，这正是我将在本书中给大家介绍的运动。在我摸索创造、逐步完善离心收缩拉伸法，并开展教学实践的三十多年中，我见证了人们是如何通过这种拉伸运动在短期内改善他们的外形和体态，如何快速地改善他们的健康状况。那些总是非常忙碌，而且认为自己最健康的年月已成为过去的人，在进行了离心收缩模式的拉伸锻炼后，其生活发生的改变让我惊讶不已。当人们意识到优美的身姿可以如此迅速而彻底改变自己的外在形象时，脸上露出喜不自禁的表情，这也让我高兴、欣慰。我喜欢简单概述为，坚持每天30分钟的离心收缩拉伸锻炼，你的体重会减轻4.5千

克。而且因为拥有了优美的身姿，你就会显得年轻了10岁。

世界各地成千上万人进行离心收缩拉伸锻炼后产生的效果可以证明，这种拉伸运动可以：

· 提高身体的核心力量。

· 拉长和加强全身的肌肉（这对跳舞的人尤为重要）。

· 增加身体的能量，提高平衡感和柔韧性。

· 加快淋巴循环。

· 改善心血管的健康状况。

· 减少用药需求。

· 减缓背、膝、肩、髋以及脚等部位的疼痛。

· 调节关节结构，缓解关节炎和骨质疏松症状，并逐步使其向好的方向发展。

· 治愈急慢性损伤。

· 减少摔跤、扭伤以及其他使我们运动受限或无法活动的状况出现。

· 加快减肥速度，而且无须做出额外努力。这对很多人而言不是天大的喜事吗?

总之，你每天只需投入极少的时间，就会产生非同凡响的效果。如果有一种药能带来这些好处，想必我们会为得到该药的处方而踏破诊所的门槛，制药企业也会因此而挣得钵满盆满。现在只要每天给自己30分钟的时间，很快你的一切会因此而改变，你的身体会更加健康、年轻，生活会更加富足、幸福、美好。

跟我学习过离心收缩拉伸锻炼法的人有很多，其中有参加过奥运会的运动员，有人气颇旺的电影演员，有技艺精湛的舞蹈演员，有职业冰球运动员，有患关节炎的退休人员，还有既要忙于工作又要照顾孩子的父母等各类人士。他们无不为这种做起来令人愉悦而又见效迅速的简单运动使他们的生活发生的深刻变化而惊叹。这一简单的方法改变了数千人的生活，而我自己正是第一位受益人。

人生之舞

离心收缩拉伸锻炼的想法在我还是一个少女时，在加拿大国家芭蕾舞学校学习芭蕾期间就有了，乃至毕业后进入国家芭蕾舞团成为专业芭蕾舞演员后也一直念念不忘。在芭蕾舞团，我注重将创新融合于平时的训练中，还深入学习了身体结构与体质的相关知识。这种学习也激发了我进一步研究探索的愿望。不过离心收缩拉伸锻炼法从最初的想法到最后的形成，还是经过了很长时间。第一个问题就是我要弄明白人们的需求。

在多次参演《胡桃夹子》之后，我离开了芭蕾舞团，开办了自己的公司，并全心投入其中。我喜欢这种辛苦却快乐的工作。不过接连不断地出差，使得身为单身母亲的我每月要有两周的时间不得不将5岁的女儿托付给亲戚照管。以至于后来，我为此终止了所有业务并关闭了公司。这在当时看来是最无奈的选择，但在现在看来其实是我做出的最英明的决定。

公司关闭后我没了工作，不知道该何去何从，拿什么来维持自己和女儿的生活。为了生计我开始在当地一座教堂开办的健身班做教练。因为口口相传，很快我的有氧健身课就大受欢迎。我平均每天要在教堂的地下室教授五节课。随着前来参加健身训练的人日益增多，我也有了更大的梦想，决定自己开办健身中心。就此我和健身圈内外的很多人进行了交流探讨，结果发现大多数人并不真的喜欢锻炼身体。不可否认，来我健身班的人都是喜欢锻炼的，但我逐渐认识到他们只是极少的一部分人，而没来健身的才是绝大多数，而且他们也不曾进行过其他任何形式的锻炼。

我反复思考，为什么能给我带来愉悦和满足的运动，他们却不喜欢呢。我就此问题和很多从不锻炼的人进行深聊，明白了这样一个事实：并非是他们不想锻炼，而是他们不喜欢现有的锻炼模式。尽管有氧健身运动风靡全球，但人们对它的不满和抱怨声也不绝于耳。很多人不喜欢那震耳欲聋的背景音乐、让人难以跟上的极快节奏，而且有氧健身很有可能让人练成壮硕的肌肉块，这让人顾虑重重、望而却步。我还经常听到我的学员（尤其是女性学员）的一些反馈，他们希望能有某种轻柔舒缓的锻炼方法，让他们的身体舒展、身材苗条、体态优雅。换句话说，就是能拥有舞蹈演员的身姿。

哦，原来人们的真正需求在此啊，那我肯定能满足他们的。于是我开始着手创造一套"逆"有氧健身法。蒙特利尔皇家维多利亚医院肿瘤外科主任柴田博士和已退休的运动理疗医师菲奥娜·吉尔摩给予我极大的帮助和悉心指导。我进一步学习了解剖学、生理学和人体运动学基础，并潜心研究、设计出一套集娱乐和塑身功能于一体的运动方案。它可以帮助人消除多余的脂肪，并能强健身体，最为突出的一点在于它是以人们希望的锻炼模式进行的。我在自己的健身中心开办了实验课，精选了一批学员来实践这套方案。他们在锻炼过程中随时提出改进意见，我据此不断地对方案进行修改、完善。

就这样，在实验课的基础上，我称之为离心收缩拉伸健身法的课程诞生了。这也成为我编创健身项目的基础，包括这本书以及后来我编创的其他健身法都是在此基础之上进行的。

我将我的第一节课称为"经典拉伸"，因为这些动作能将肌肉拉长，使其呈现出颀长优美的线条，这让我联想到精美的古典建筑。"经典拉伸"课在我的健身中心刚推出就大受欢迎。一个健身班已经满足不了众多需求，我不得不赶紧培训新的健身教练，以开办更多的健身班传授该健身方法。

同时，我开始将我的健身法编写成适合于教学的培训材料。我认真剖析该法，去其糟粕，取其精华，并翻阅了很多相关的运动学、解剖学、心理学参考书。从此开始了十年的健身法编写历程。这期间我一边编写，一边不断实践、测试、修改，反反复复，最终完成了一套四本的健身手册，涵盖了由一级到四级各级健身方法的详细讲解。这套书也成为我们的教练员培训标准。

"经典拉伸"被人们广为认可接受，并迅速传播，实在令人惊异。1999 年，我鼓起勇气前往美国公共电视频道，并将经典拉伸方法在其电视节目中进行传播推广。结果收效颇丰，大家都知道的，时至今日，"经典拉伸"依然是美国数百万家庭每日必看的电视节目，也是上千万美国人早起后的必做健身项目。

数年来，我们一直在努力对该健身法进行优化创新，让参与者能有更好的收效。很多参与者认为离心收缩拉伸健身法重点在于锻炼人的柔韧性，因为它融合了一些太极运动元素，也融入了物理疗法中的一些牵引原理，它还与芭蕾形体训练中旨在拉长肌肉线条的训练类似。最初我们将其命名为"经典拉伸"，也正因于此，运用此法锻炼后，我们身体的柔韧性会大大增强。

我们接连不断地收到大家对离心收缩拉伸健身法积极肯定的评价，可以说赞誉不断。无论是跟着电视学习此健身法者，还是在健身中心进行训练的学员，都反映他们的体能、体形、体重发生了神奇变化。他们在坚持用离心收缩拉伸健身法锻炼一段时间后，胳膊、脖颈以及肩部，还有腿、臀、腹等部位都发生了明显的变化。他们的身姿也变得挺拔了，肩部、前胸、后背呈现出优美的肌肉线条，胸部开阔，脖颈变长，腰部赘肉减少，胳膊上松弛的肌肤也紧实了，以前能穿的裤子现在变得松松垮垮。在坚持离心收缩拉伸锻炼数周后，不仅是外表的变化能引起人们的注意，而且用尺子和成像技术对肌肉围度进行测量，结果反映出的肌肉长度和形状变化同样令人惊讶。

事实就是如此，刚开始我们对此也很费解。我们原先并没想到离心收缩拉伸健身法能使人的体能、体形、体重有如此显著的改变。虽然人们按照此方法进行锻炼后，体重的确降低了，但其中的原因我们也尚不能说出个所以然。之后我们从运动科学和肌肉解剖学角度对原来的"经典拉伸"做了进一步的研究，终于茅塞顿开。

运动科学告诉我们，加强肌肉的力量有两种方法，即离心收缩和向心收缩，我们可选其中之一。向心收缩是通过缩短收缩来加强肌肉，而离心收缩则是通过拉长收缩来加强肌肉。

大多健身项目注重的是肌肉的向心（缩短）收缩训练。人们每天在健身房进行的肌肉锻炼都是肌肉的向心收缩训练。例如，人在腿部伸展机上进行腿的力量训练时，其股四头肌就被缩短；再有进行肱二头肌哑铃弯举训练以及进行仰卧起坐锻炼腹肌时，肌肉都被缩短。可见人们在进行肌肉锻炼时，肌肉的向心（缩短）收缩训练做得太多，而离心（拉长）收缩训练却被忽视了。

实际上肌肉的离心收缩训练，也就是肌肉拉长训练，恰恰是练就健康有力的肌肉极为重要的一方面。离心收缩训练在加强肌肉力量的同时，也能将肌肉拉长。这虽然与肌肉的向心收缩训练同样至关重要，但却没引起我们的足够重视，很多人反倒认为这是在浪费时间。其实，当我们伸手去够橱柜高处的物品时，就是在进行着肌肉离心收缩运动。当我们从轿车出来时，身体也是在做着离心收缩运动。因为当你曲膝时，股四头肌就会被拉长；而当我们站立时，股四头肌就要承受着身体的全部重量。可见加强肌肉的力量与拉长肌肉是同时进行的。

物理学中的杠杆原理是：一定条件下，动力臂越长，承受的阻力越大。而进行肌肉的离心收缩锻炼时，恰是在拉长你的"动力臂"，也就是你的肌肉，这样在伸展的体位时就能比较轻松地承受较大的阻力。所以说肌肉的力量和长度相辅相成。

当我们认识到原来"经典拉伸"的根本原理就是"离心收缩"后，也就不难理解为什么人们用我们的训练方法锻炼一段时间后体重会减轻。肌肉细胞燃烧的热量较其他细胞多，因此在你进行了肌肉的拉长和力量锻炼后，肌肉量会增多，身体的新陈代谢也会加快，燃烧的热量就会更多，因此体重下降是顺理成章的事。但有关离心收缩更令人惊异的作用，以及为什么离心收缩拉伸健身法在抗衰老方面有巨大作用，在当时依然未能揭示。随着遗传学的发展，对DNA（脱氧核糖核酸）的研究让我们对衰老的原因有了新的认识后，我们发现肌肉离心收缩训练对于我们的细胞有着直接而强大的作用——可以减少细胞的氧化应激。简而言之，肌肉离心收缩训练就是抗衰老运动。而"经典拉伸"的每一套动作都包含了在减肥和抗衰老方面都极具功效的离心收缩训练。

尽管揭开了离心收缩的奥秘，但我们的观点并没被人们马上接受。教练们以前从未接触过任何旨在拉长肌肉的力量训练，而我们的方法也与人们早已接受的一些理论完全不同。在健身业界，大家对于柔韧性能增强身体力量，并能减肥这种观点都觉得有些荒谬。尽管存在诸多怀疑和不解，但是我们还是不断收到大量来自世界各地的称赞。无论是跟着电视学习经典拉伸健身法的观众，还是参加离心收缩拉伸健身班的学员，都极大地肯定了其减肥效果。事实证明"经典拉伸"，也就是我将在正文中介绍的离心收缩拉伸健身法显然是一种集减肥和加强身体力量为一身的效果极佳的方法。

离心收缩拉伸健身法不只是具有显著的减肥效果，还有助于增强身体的柔韧性，调节关节，缓解背部、肩部、膝盖、臀部以及足部等处的疼痛。不同年龄段的人群，从年轻的新晋妈妈到中年人，再到退休人员等，在运用离心收缩拉伸健身法锻炼了一段时间后，身体各方面都有了好的变化，这就是极为有力的证明。该方法还有助于身体损伤、关节炎、骨质疏松等的治疗和恢复。事实证明，该方法还可以帮助改善人们的不良体态，让人身姿挺拔。我们也为运动员因运用该方法训练后，能在奥运会上摘金夺银、成绩斐然而兴奋不已。一直以来，我们见证了无数的人在坚持了"经典拉伸"运动，进行了肌肉离心收缩训练后，体重下降了，摆脱了各种病痛的困扰，身体变得修长苗条。他们所有这一切均得益于坚持此法，且每天仅仅只需30分钟。我非常乐意与你分享这种让身体全方位改变的方法。

逆转衰老，从今天开始

我理解你的忙碌——每天周旋于没完没了的工作和生活琐事中。同时你很希望能减轻体重，也希望身体健康强壮、柔美协调、矫健灵活。怎么办？离心收缩拉伸健身法正是你所需要的，它能最有效地利用你有限的锻炼时间，帮助你同时实现上述目标。在本书中，我会详细讲解离心收缩拉伸健身法为什么能有如此的功效，还会告诉你如何正确运用此方法来减缓衰老，逆转衰老的进程。

在"第一部分 衰老的方式和原因"中，将要谈到在我们四十几岁时，身体可能会发生的令人吃惊的突然变化，有些变化会让人有衰老的感觉。我也会告诉你如何应对这些变化。我还会讲到细胞中的线粒体与我们健康的重要关系，并介绍近来一些有关衰老的研究动向。在"第二部分　如何保持年轻和健康"中，我将会与你一起探讨离心收缩拉伸健身法带给我们的各种益处，告诉你如何运用它来保持年轻，拥有柔软灵活的身体，远离疾病的困扰。在"第三部分　八种逆龄锻炼法"中，我将针对不同身体情况，以及各种锻炼目标，包括减肥、缓解疼痛、增强身体协调平衡能力、逆转骨质疏松和关节炎的发展等，进行动作分解介绍。每套动作简单易做，每次只需30分钟。动作分解介绍，由离心收缩拉伸健身法教练嘉顿、我的女儿莎拉以及我自己做示范，在每个步骤的图片中，配有清晰优美的文字描述，告诉你每个练习的关键点。我会详细介绍离心收缩拉伸健身法如何既能帮助我们的身体逐步恢复原有的力量，找回我们原本优雅的气质，又能将运动的快乐融入到生活的方方面面，让我们的身体充满活力，皮肤光滑紧实，富有弹性，光彩照人。

我现在六十多岁，跳《天鹅湖》已经是四十多年前的事了。不过现在的我依然精力充沛，身体健康，心情愉快，脚步轻盈，对未来的每一天都充满激情。即便偶有小恙，也会很快康复。我非常珍惜这种充满活力、欢乐的生活，这是上帝恩赐予我的礼物，来之不易。我深知这其中的艰辛。我愿意与你分享我的经验，让你同样拥有美好的生活，而不必那么艰难。

无论你目前的状况如何，也许你已年过40，还必须要兼顾工作和家庭；可能你是一位50岁的公司高管，承受着各项事务带来的压力；又或许你是一位65岁的老者，正在寻求新的方法以期保持健康和活力。不管怎样，我都希望这本书能对你有所启发，帮助你在未来漫长的岁月中变得更强壮、健康，更幸福、快乐。

　　祝你快乐！

米兰达·艾斯蒙特·怀特

目 录
CONTENTS

第一部分

衰老的方式和原因

CHAPTER 1

第一章　何谓衰老

你的身体想要动起来。

你的身体天生就应强壮、生机勃勃、无病、无痛。无论在少年时期、壮年时期，还是在暮年，自始至终都应保持这样。

你的身体天生具有自愈能力。当骨骼折断、肌肉撕裂、肌肤被割伤或是烧伤，身体这部有生命的机器就会进行自我修复；当遇病毒或是有害细菌的入侵时，身体会动用自己的卫士——免疫细胞将有害物质驱除体外。身体持续不断地进行修复，以达到自愈的目的。这种令人惊异的自愈能力与你的运动有着密切的关系。运动越多，细胞再生能力越强，身体就越有能力进行主动的自我调整以应对各种挑战。

没错，你的身体是由复杂的系统构成的，各系统分工合作，使你一生拥有旺盛的生命力。在这些系统中，能让你保持青春不老的关键部分并非是你的心肺系统或是大脑，而是最敏锐、最强大有力、功能最多的肌肉系统。

肌肉可以一直保持强壮和柔韧直至晚年，这是其与生俱来的能力。强壮且柔韧的肌肉不仅让你日常感觉良好、运动自如，还有助于身体其他系统功能的良好发挥。所以当你拥有强健的肌肉时，你的身体：

- 疼痛感减少。
- 身体循环系统运转较快。
- 血糖水平正常。
- 体能充沛。
- 注意力更易集中，记忆力较强，思维更为敏锐。
- 脑细胞显著增多。
- 身体供氧量增强。
- 胆固醇水平较低。
- 心血管功能改善。
- 糖尿病、癌症、阿尔茨海默病、高血压以及其他慢性疾病的患病风险较低。
- 身体的柔韧性增强，行动灵活敏捷。
- 能轻松地维持正常的体重、健美的身形。

强壮且柔韧的肌肉带给身体的益处还有很多，甚至对于那些之前一直习惯于久坐不动，到了中晚年后才开始进行锻炼的人来说，也可以让奇迹在他们身上发生。我目睹过一些人，他们年龄不一，有的四五十岁，也有的六十几岁，甚至是七十多岁。他们都有着很好的体能，能参加公路赛跑，能爬山，还能将自己的儿孙高高举起旋转几圈；他们精力充沛，积极进取，勇于迎接挑战。这些让我钦佩的人之所以能做到这一切，都是得益于他们每天进行锻炼，并持之以恒。

这些人都非常清楚一个道理——只有通过锻炼，才能拥有强健的肌肉，才能保持身体的活力，拥有足够的体能和力量，才能拥有不老的青春。而你也可以拥有这一切——只要坚持每天30分钟的锻炼。

以往人们锻炼，总持有"没有痛苦，就没有收获"的理念，结果不仅收效甚微，甚至还会让人受伤害。而离心收缩拉伸健身法却是反其道而行之，让数千人既没有遭受痛苦，也没有损伤，而是在享受锻炼的同时，获得理想的效果。所以离心收缩拉伸健身法堪称"没有痛苦，只有快乐"的锻炼方法。你只需每天跟着电视播放的离心收缩拉伸健身法进行锻炼，就能有效地锻炼肌肉，预防慢性疾病，极大地增加体能的同时还能让你拥有并保持芭蕾舞演员般修长而优美的身姿。

最为重要的一点是，离心收缩拉伸健身法会延长你的生命。

最近一项研究分析了65万人10年的医疗记录数据，结果令人震惊。研究报告说，每一分钟的锻炼都可以使人的寿命延长7分钟，这是研究人员分析那些从45岁开始进行锻炼，每周锻炼150分钟的人群数据得出的，而这与离心收缩拉伸健身法要求的每周5次、每次30分钟的锻炼正好吻合。但这仅仅是基础，那些锻炼更积极频繁的人会获得更佳的效果。

你的这份健康投入可以确保的回报率是1∶7,这是个了不起的比率。要知道,这种回报率在任何股市都是不可能的。这还不令人惊喜吗?没有任何条件,不要求你必须是专业运动员或者专业舞蹈演员,也不关乎你的家族基因好坏,任何一个普通人,只要按照这种特殊的经过科学证明的方法来进行拉伸运动,每天大约半个小时的时间即可。为使我们能更好地领会这种健身法,在我们正式开始学习之前,有必要先来进行较深入的探讨,了解清楚为什么肌肉在保护身体各系统功能、促进提升它们的各项功能方面有如此重要的作用,以及我们如何能够多方面地利用好肌肉,使其作用得到充分发挥。

你的基因不能决定你的命运

在开始探索衰老课题之前,我一直相信肌肉与体能都会随着年龄的递增而逐渐减少或丧失。我也一直认为基因的好坏决定了人与人之间的差异。而事实则是基因与此关系甚微。同是随着年岁的增长,有些人青春远去、活力不再,而有些人则青春不老、活力依旧。研究证明,在决定我们寿命长短的诸多因素中,基因只占25%,我们的生活方式和生存环境才是主要因素,占75%,而这其中最有效的决定因素之一——不要吃惊——就是锻炼,它可以让我们的寿命延长8年。只要坚持每日恰当地进行这种神奇的拉伸锻炼,就能让我们的骨骼、心血管系统,甚至是我们身体的每一个系统永远保持健康、生机勃勃。

可以说很多人都有过与死神擦肩而过的经历,或因癌症、心脏病等疾病，或因严重的交通事故。还有因年老而发生的骨质疏松、弯腰驼背、行走颤巍等情况也并非罕见。人们可以认为死亡是"正常的"或者"自然的"，身体衰弱、肌肉退化是生命的自然进程。但这种所谓的"自然进程"并不意味着必然会发生，而是完全可以避免的。这样一个基本事实一直以来我们并未十分了解。

我们可以设想一下不同的花园主对待各自的花园采取不同的关照态度，将会有不同的结局。如果花园主对其花园非常用心，勤于管理，该浇水时就浇水，该除草时去除草，并且让植物得到充足的阳光和营养，他的花园一定会枝繁叶茂，呈现一派生机盎然的景象。与此相反，如果花园主对其花园疏于管理，花木会因缺乏必要的水和营养而枯萎凋零，花园也会杂草丛生，一派死气落寞。

因花园主不同的做法而产生的不同结局都是"自然的"，也都遵循了自然法则，但想必没有人会认为后者做法可取。在过去，很多人任由自己的身体提早衰老，就是因为他们在这方面的知识比较欠缺。你可还记得，也就仅仅在二十多年前，如果出现一位身姿挺拔、充满活力的老者，或是一位已属高龄而身体没有任何慢性疼痛和其他疾病的长者，大家会为之发出怎样的惊叹。在当时，这样的人是多么的稀有。

如今，却有太多的人到了六七十岁，甚至八九十岁后，依旧容光焕发、身体健康。93岁的瑜伽教练，有之；八十多岁了依然能在其学术领域做研究的学者，有之；年近九旬依然管理着国家事务的领导人，有之。美国著名女演员、歌手、作家和电视明星，第16届美国演员工会奖终生成就奖获得者贝蒂·怀特，九十多岁高龄依旧能凭借自己的智慧和风趣让观众捧腹大笑，为其欢呼雀跃。现在我们终于懂得了能否拥有健康的老年生活，完全取决于我们自己。

那么请展开想象，拥有了无限的生命活力，生活会是怎样的精彩。很多人很想知道，如果他们真的投入时间进行离心收缩拉伸健身法的锻炼，他们的生活将会发生怎样的变化：

（1）永远拥有挺拔优美的身姿。身体各组织器官的功能只有在身体处于良好的姿态下才能得以正常发挥。完美挺拔是身体本应呈现的自然正常的姿态，如果肌肉组织因缺乏锻炼而萎缩，人就会表现为弯腰驼背、萎靡不振。植物如果被丛生的杂草包围就会枯萎死亡，同样，肌肉细胞在萎靡的身体环境中也会早亡。躯干肌肉生就应强壮且灵活，而挺拔完美的身姿可以让脊柱处于最健康、最自然的状态。如果我们对自己的躯干肌肉关爱有加，我们就可以拥有完美的身姿，身体各组织器官也会大受裨益。

（2）永远保持身体的柔软灵活，体力充沛，活力十足。我们的身体构造使得我们走路时本应步履轻盈，但这只有在脚部、踝部、膝部以及髋部等部位的肌肉足够强健的前提下，我们才能做到。如果忽视这些部位肌肉的锻炼，就会导致其萎缩和退化。而要保持其强健和活力也并不难，只要坚持进行适当的舒缓运动就可以。如果你能保持步履轻盈、行动敏捷，那么遭受各种疼痛和肌肉僵硬等痛苦的可能性就很小。虽然年龄在增长，但你不会有衰老的感觉。肌肉的僵化和萎缩会造成身体的各种疼痛和不适感，如果得不到及时恰当的治疗，问题只会加重，会让我们的衰老速度加快。事实上，如果在问题刚显出苗头时就及时解决，很多缘于肌肉问题的慢性或长期疼痛是完全可以避免的。如果我们加强肌肉的锻炼，锻炼时注重力量与柔韧并举，那么我们会永远保持身体轻盈灵活、体力充沛、活力四射。

（3）永远拥有匀称苗条的身材。随着年龄的增长，体重似乎也会无法控制地增长。其实，只要我们坚持进行柔韧性和力量性锻炼，且方法得当，体重增长是完全可以控制的。肌肉松软无力和僵硬会使我们的身体显得臃肿、松垮，让我们的颜值大减，自信也会因此大大降低。想必很难有人能为了减肥而坚持一辈子跑步。想彻底摆脱腰部令人烦恼的赘肉，轻松拥有肌肉线条完美、凹凸有致的身材，我们只需要坚持进行全身的拉伸和力量锻炼。

所以，我要明确地阐明我的观点：随着我们日渐变老，身体各项功能会迅速衰退这并非必然的结果。这种情况是完全可以避免的。但是很多人会问：我们有什么办法才能避免这种情况的发生？我们该做些什么来预防？

何去何从

或许你有锻炼的习惯，但却长期饱受疼痛的困扰，使得锻炼难以持续。也许你正在减肥，却不清楚哪些锻炼方式更适合，所以就只能节食。抑或你一时兴起，热情满满地参加了一个健身项目，结果却被累得疲惫不堪，热情殆尽，那么这种锻炼只是为了满足一时的兴起，并不能养成运动习惯。

简单说吧，很多人愿意锻炼，但不知从哪里开始。别人能跑马拉松，能体验到蹬踏动感单车带来的兴奋，但这些运动却不一定适合我们。我们该怎样开始呢？是不是有氧训练或力量训练更重要？锻炼时，是应该采用低强度、长时间的方式还是高强度、短时间的方式呢？我们或许还会以没时间为借口让制订好的健身计划一推再推；还会为选择哪个健身项目犹豫不定，因而又耽搁好长时间；我们还可能在书店里徘徊着，不知该选择什么样的健身书；抑或在健身房里面临着各种各样的健身器械，不知该试试哪种更好。

每当我听到诸如上述问题时，我就会迫不及待地想与他们分享离心收缩拉伸健身法。因为我知道离心收缩拉伸健身法可以帮助他们实现诸多的健身目标。我们的这个健身项目适合任何人，无论打算恢复锻炼的，抑或从未进行过锻炼的人。原因在于：

·不需要专门的场地——室内室外，任何地点，只要有一小块约一个身子长的空间就足矣。

·不需要专门的装备——可以穿着睡衣，更无须花钱买什么专业的鞋子（实际上，离心收缩拉伸健身法应该光脚进行）。

·不占用你很多时间——完成离心收缩拉伸健身法整套动作也就30分钟左右。

·不必具备运动健将般的体魄——离心收缩拉伸健身法锻炼是循序渐进式的。锻炼初期，动作以舒缓轻柔为主；锻炼逐步展开后，就会加强对肌肉的挑战。

·不会使人有痛苦的感觉——离心收缩拉伸健身法的目的是在加强肌肉力量的同时拉伸肌肉，保持肌肉的柔韧性，整套动作做起来让人轻松愉快。

·无须汗流浃背地苦练就能达到减肥目的——这是离心收缩拉伸健身法令人惊叹的特点，它能非常有效地帮助塑造你的形体，使你的肌肉更加强健，要知道强健的身体肌肉会在你的睡眠期间燃烧脂肪。

只要每天坚持进行这种轻柔舒缓的全身锻炼，你就能拥有健康，拥有不老的青春。你或许会为如此轻柔舒缓的动作却能产生如此巨大的收效而惊叹，因为一直以来我们所接受的观念就是必须忍受痛苦才能有所收获。但是对于那些枯燥、沉闷、要求严格的锻炼，又有几个人能忍受呢？事实上为了保持身体的强健和柔韧，我们真的大可不必把自己逼到痛苦的地步，适时、适度的锻炼就能使你大受裨益。

如果你以前很抵触锻炼，那可能是你的锻炼方法有问题，那些方法让你感觉不舒服、不自然，感到疲劳。的确，锻炼应该是自然而然的事，是快乐的事，而我们这个每次时长30分钟的离心收缩拉伸健身法带给你的正是这种体验。通过离心收缩拉伸法，你会体验到锻炼的乐趣，会享受锻炼，继而会自觉地坚持下去。如果你原本就是一位有经验的锻炼好手，坚持一段时间后你会惊喜地发现这种能舒展身体，增强身体力量，拉长并且强健肌肉的方法，让你有轻松的感受，身体也变得轻盈灵活了，这就是每天仅用30分钟的离心收缩拉伸健身法带给你的惊人结果。我相信离心收缩拉伸健身法将会彻底改变你以往对锻炼的看法。

保护好自己的财富

一旦懂得了身体是如何衰老的，你就会意识到今后的生活会怎样完全取决于自己的选择。一种选择是：不做任何努力，任由自己的身体逐渐变得迟缓、僵硬，长期忍受疼痛，甚至很有可能发展到生活不能自理。另一种选择则是：保持青春活力，精力充沛，生活独立。如果选择了后者，我们又该如何行动呢？这就是我写这本书的目的所在，我会通过这本书告诉你选择后者所应做的一切。毋庸置疑，在你认真读完这本书后，就会认清任何选择均掌控在你的手中。

唤起每一个人的锻炼兴趣，帮助大家（特别是到了一定年岁的人）爱上锻炼，既是我的职业，更是我的使命。我相信社会上有为数不少的人总是觉得年龄的增长会让我们失去很多，却不去思考在过往的岁月中我们有着怎样的收获。我认为我们绝不应回避自己已老的现实。为什么要遮掩？难道我们过往激情奔放的岁月是羞于启齿的事情吗？我们应该意识到我们依然能行走、呼吸、很好地活着，我们是认真生活的典范。我们通过锻炼维持身体健康，这不仅是为了自己能有尊严地活着，还可以将自己经年积累的知识经验与他人分享，让自己的财富得以很好的留存。毕竟经历了前半生饱经风霜的历练，步入后半生的我们变得更加成熟、睿智，积累了更丰富的生活经验。我们学会了包容他人的意见，从他人的视角看问题，接纳不同的价值观。不仅如此，我们甚至很赞赏这些差异的存在。最难能可贵的是我们学会了原谅，我们开始懂得了什么对于我们是重要的，值得我们花费时间和精力，什么又是无足轻重，可以被忽略的。然而，正当我们热情满怀地准备去开创更加美好的生活，准备给予年轻的一代一些帮助和引导时，我们逐渐衰老的身体可能会成为我们的阻碍。

如果我们经年累月积累的知识、经验因为身体的衰退而被荒废，那真是遗憾。

千万不能让这种事情发生，这个世界需要你的智慧。

你可以选择让生活生机勃勃，充满力量和快乐。无论你是健身达人，抑或仅仅喜欢散散步，甚至从未进行过锻炼，你都可以成就你的选择。现在就开始吧！

要想真正领悟其中原因，首先你需要搞明白为什么有些人会随着年龄的增长，身体状况持续下滑；再有，如何运用我们这本书，改变自己的生活方式，保持自己的身体状况。

CHAPTER 2

第二章　生命基石和青春之源

　　要想全面理解怎样才算是"顺利地变老"，我们需要先来认识一下重要的生命基石——细胞。

　　人的身体由数以亿计的细胞组成。细胞的健康和活力反映在身体的每一个组织中。你总会不断地进行着各种各样的活动，或跑或跳，或唱歌或大笑，或和好友一起享受祥和安宁的下午，或在一屋子的同辈面前做着热情洋溢的演讲等。在你进行这些活动时，细胞的健康状况决定着机体做出何种反应。如果细胞有充分的营养滋养，生命力旺盛，身体就会精力充沛，你便能妥善处理压力，血压、血糖也都正常，整个人显得年轻而有活力。反之，细胞若是没有得到很好的滋养，缺乏活力，就会逐步萎缩并死亡，而你就会感受到浑身僵硬、疼痛，情绪低落。

　　或许你会想，身体有数以亿计的细胞，丧失一些没什么大不了的，还会有更多新的细胞产生呢。但是，就逆龄而论，我们身体的每一个细胞都很重要，不应该让任何一个细胞受到伤害。

我们的身体细胞种类繁多、结构精巧。其中主要细胞就有二百多种，如脑细胞、神经细胞、血细胞、毛细胞、卵细胞、精细胞等。所有这些细胞一起通力协作，确保了人体各组织器官能健康、有序地运转，使我们身体健康，生命得以延续。因此确保细胞，尤其是有着强大功能的线粒体能发挥其正常功能，具有极为重要的意义。这一点我们在熟悉了细胞及其功能后会有更全面、更深刻的认识。我们有很多方法帮助细胞功能得以充分地发挥。

我们就先来了解细胞，继而再学习如何尽可能地延长细胞的寿命以及保持其活力。

细胞结构

细胞负责人体所有的生理功能，不同种类的细胞有着截然不同的分工。每个细胞由细胞膜和细胞质组成。为了能够对细胞有更感性的认识，我们可以把细胞想象为一个填满了浓稠果酱的气球，细胞膜就是气球，细胞质就是果酱。细胞膜主要由蛋白质和脂质组成，它把细胞质严密地包裹起来，使细胞保持相对的稳定性。而且，细胞吸收必需的养分，排出代谢的废物，都要通过细胞膜。

细胞膜内有细胞质和细胞核。细胞质由脂肪酸、糖、酶、氨基酸等组成，这些物质帮助细胞完成自己的工作。细胞核是细的控制中心，它控制着细胞的代谢活动。细胞核还是我们重要的遗传物质DNA储存和复制的场所。细胞中还有其他一些重要的细胞器，每个细胞器都有各自的作用。线粒体就是其中之一，如同有着巨大能量的动态"细胞能量工厂"，是我们抵御细胞衰老的重要同盟军。

功能强大的线粒体

　　每一个细胞都需要能量来维持其生命活动，线粒体就是细胞的"能量场"。各类细胞内含有线粒体的数目不等，大多数细胞所含线粒体的数目并不多，但是肌肉细胞中的线粒体数以万计（具体有多少科学家们至今也未能数清）。肌肉细胞内容纳了身体95%的线粒体，这也就是肌肉细胞能保持年轻活力的关键因素。近几年的研究发现，线粒体不仅为细胞提供能量，在人的衰老速度和寿命长短方面也起着巨大的作用。线粒体能让我们保持年轻，所以，它们也理应得到我们细心的保护和充分的滋养。

　　线粒体是细胞的消化系统。它吸收营养，利用辅酶和氧将营养分解而产生能量，以满足身体各组织器官完成各自本职工作所需。这种分解—释放的过程称为"细胞呼吸"。"细胞呼吸"产生三磷酸腺苷——细胞内一种传递能量的分子，它储存和传递能量。当细胞需要能量时，线粒体将糖类和脂肪转化成能量，再由三磷酸腺苷储存和传递给有需求的细胞。几乎所有机体组织进行生命活动所需要的能量都是由三磷酸腺苷来传送的。当机体内三磷酸腺苷的数目保持相对稳定时，它可以像充电电池一样储备能量。能量用尽后，线粒体再给三磷酸腺苷补充能量，就这样不断地循环往复。线粒体是细胞中最早形成的部分之一——有可能起源于寄生单细胞生物。它们甚至拥有自己的一套微型遗传体系，这个体系与细胞核中的遗传物质一样，会受到我们生活方式的影响。

我们的每一个动作都与线粒体有着直接的联系。运动可以调动线粒体，将其"开关"打开；而久坐不动的生活方式则会降低线粒体的活性，关闭其"开关"。当我们运动、使用肌肉及进行其他锻炼时，线粒体的数目就会增加；而线粒体的数目越多，燃烧的热量也会越多。如果我们不加强肌肉的锻炼，线粒体就会逐渐变得软弱无力，数目也会因此减少。如此一来，身体能量越来越缺乏，燃烧的热量越来越少，我们还怎么可能保持窈窕的身材呢？

健康的人总是体力充沛，那是因为他们的线粒体马力十足，随时待命。相反，身体羸弱的人，其线粒体供给的那点儿有限的能量也就勉强维持身体的基本生理功能需求。因此，他们连行走，上下楼梯，从椅子上站起来，甚至起床等一些基本活动都可能很困难。

事实是，身体健康的人与身体羸弱的人，他们仅有的差别就在于他们如何对待自身的肌肉。任何人都可以拥有强健的肌肉，因为根据肌肉自身的功能，它就应该是强壮的，这样才能很好地工作。你只要坚持每天拿出不多的时间，付出一点点的努力来锻炼肌肉，它就会越来越强壮。

我们的身体需要运动。身体充满了强健的、能够产生能量并燃烧脂肪的肌肉，这才是身体本应有的自然状态。

线粒体为身体所有细胞提供动力

身体所有的活动，无论是有意识的还是无意识的，都受肌肉的控制。人体肌肉包括骨骼肌、心肌和平滑肌。骨骼肌是附着在我们的胳膊、大腿、背部等部位骨骼上的肌肉，这些肌肉的收缩运动受我们的意识控制；心肌只存在于心脏；平滑肌存在于血管、膀胱、消化系统等器官组织中。心肌和平滑肌的收缩运动不受人的意识控制，而是24小时都在不停地运动，进行着至关重要的维持生命的工作，如呼吸、心跳等。即使我们没在进行锻炼，身体所有肌肉也需要线粒体提供能量来维持运作。所以说除了肌肉进行活动时所需消耗的热量外，整个机体各个系统如神经系统、消化系统、内分泌系统等也需要能量来完成各自日复一日、永不停歇的运转。身体数以亿计的细胞以及细胞中的线粒体要存活并维持其功能运转，也需要一定的能量。而我们还处在睡眠的状态时，这些能量工厂也在一刻不断地工作——"燃烧脂肪，产生能量"。如果我们经常锻炼，就可以刺激这些"脂肪熔炉"燃烧更多的脂肪。

你是不是还缺少一点动力让自己坚持锻炼下去？我经常把线粒体想象成一个个燃烧脂肪的工厂，要知道这些"工厂"95%都存在于肌肉中，因此我会更经常性地活动身体。我还把线粒体想象成灶膛里的火，而我们的新陈代谢好比是灶火上的大锅，锅里正在烹煮着身体多余的脂肪,我行走的每一步都恰如往火里添加一些柴火。保持运动,"火焰"就不会熄灭,身体多余的脂肪才会被消耗掉,我们才能保持窈窕的身材。

在生活中,我们要抓住一切机会来增加线粒体的数量。走着去社区商店,而不是开车;上楼走楼梯,而不是乘电梯;开车去购物中心,特意把车停在离超市较远的地方。当你拉着行李箱走过机场大厅时,当你在侍弄花园时,当你用吸尘器打扫屋子时,脑子里也都要有线粒体这根弦,因为所有这些活动都汇集了身体中生产能量的工厂——线粒体的力量。

你越是经常运动,需要线粒体供给的能量就越多,线粒体的活性就越高,功能就越强大。当你走楼梯时,就需要身体已有的线粒体持续不断地提供大量能量。当这种习惯性运动达到一定程度后,肌肉细胞会产生更多新的线粒体,这样一来你的身体能量就更加充足,日常工作于你而言也变得简单轻松了。经常锻炼的人上下楼梯不会有丝毫累的感觉;而那些上下楼从来都是乘坐电梯,也几乎没进行过什么锻炼的人,细胞线粒体的数量就会较前者少,自然会导致身体能量不足,做任何事都会感到疲惫不堪。

如果一个人平时缺乏锻炼,当他稍微用一点儿气力时,就会迅速耗尽数量本就不多的线粒体提供的那仅有的一点儿能量,结果是肌肉酸软无力;未曾经受过锻炼的肺部缺氧,呼吸急促;未曾经受过磨炼的心脏跳动加速,负担加重。人甚至会浑身冒虚汗,感到筋疲力尽,什么事情也没力气做了,必须休息一下,直到细胞得到足够的能量补充才能恢复过来。

不过对于上述人群而言，只要坚持每天走走楼梯，一段日子后，他们体内线粒体的数目就会大量增加，肌肉也会逐步加强，很快他们就会感觉做起事来轻松多了。

机体有着非常强的恢复能力。我们的身体原本被设计得无比强壮，跑着上下楼本是件轻松的事。因此，只要你付出些许努力，坚持一段时间的锻炼，软弱的肌肉就会热切而愉快地变得强健起来，而那些曾经使你感到是负担的事，现在再做起来也就毫不费力了。

线粒体具有显著且直接的产生能量的作用。不仅如此，线粒体还具有非常强大的减肥功能，能帮助那些痛苦节食、尽量减少热量摄入的减肥者快速减轻体重。

线粒体调控着我们的体重

为了解释清楚线粒体与减肥的关系，我常常把自己的身体比作家用锅炉。假设某天我犯懒没有生炉子，炉子也就恹恹地待在那里，不燃烧也就不会消耗掉任何燃料。这样一来，炉膛里的燃料总是满的。而如果之后我如往常继续订购燃料，依然往炉子中添加燃料，燃料就会将炉子填得满满的并且溢了出来。而燃料公司为了履行订购合同，会把订单剩余的燃料装在燃料箱中运来，将屋子堆满。为了减少屋子里用不完的燃料（也就是身体堆积的赘肉），我必须要点燃炉子里的燃料，来帮助消耗多余的燃料，同时要减少给炉子添加的燃料即减少今后与燃料公司的订单量，确保燃烧的燃料正好是烧炉子所必需的量，不能多于此。

为了不让身体堆积多余的赘肉，就需要保持热量的摄入与消耗的平衡，摄入多少热量就消耗掉多少热量，摄入量不能超过消耗量。不仅如此，我们还需要那个"锅炉"一天到晚不停地燃烧着那些脂肪。

如果想仅靠锻炼来消耗热量，控制体重，其实相当难，因为这要求的运动量极大，你很难做到。我们可以举一个例子来说明单纯靠锻炼消耗热量有多难。

以一个体重是68千克的人为例，她以每小时16千米的速度跑半个小时，消耗的热量大约是600卡路里（2.5千焦）。如果她一餐中吃了一块160克的牛排（热量约500卡路里即2.1千焦），还吃了一块0.3克的烤土豆（热量约250卡路里即1千焦）。这两样的热量总和就超过了她跑步所消耗的热量。而她一天正常的热量摄入多达上千卡路里，为了消耗掉这些热量，她就得要进行大量的跑步。换算后，有时一天差不多需要跑两个小时。

显然，想通过锻炼消耗掉多摄入的热量非常困难。如果你想保持体重稳定，那么就应理性选择食物，并要控制摄入量。有句话说得好：饮食习惯不良，再怎么锻炼也无济于事。

但是锻炼的确能燃烧脂肪，这在减肥过程中确确实实起着极重要的作用，主要在于锻炼能预防细胞萎缩或死亡。人在40岁后线粒体数量减少，体重莫名地增长，人们趋向于认为这是年龄增长导致新陈代谢减缓。其实新陈代谢速度受年龄的影响远远小于缺乏运动——一种难以改变的积习所带来的影响。

腹部、臀部以及大腿——减肥的大敌还是同盟军？

减肥中一件颇有意思的事就是，很多减肥的女人都抱怨她们的腹部、臀部以及大腿部位的赘肉最难减掉，殊不知这些部位恰恰是我们减肥的重要同盟军。要知道身体中最大的肌肉群恰恰就存在于这些部位以及脊柱周围。肌肉越多，所含线粒体数目越多，所以这些肌肉得到锻炼越多，消耗的热量就越多。（在本书的十一章介绍的一些简单减肥方法，就是通过重点锻炼这些部位的肌肉群来增加脂肪燃烧，以达到减肥的目的。）

我们很多人到了老年依然保持年轻时的饮食摄入量，如果此时不经常锻炼，或者没有适时调整饮食摄入，就会面临两个问题：一是由于肌肉缺乏锻炼，肌肉细胞会萎缩或死亡，导致线粒体数量远远少于年轻时所拥有的数量；二是没有减少热量摄入，而身体燃烧脂肪的能力却大大降低，导致体重每年都在增长。

我们也大可不必为新陈代谢在日益减弱而感到无能为力。要知道，细胞、线粒体和经常性锻炼的关系才是控制体重、永葆青春的关键。就让我们来对自己的身体做进一步的认识，了解身体是怎样衰老的，我们又可以采取什么措施来减缓、阻止甚至逆转代谢问题以及身体的衰老。

CHAPTER 3

第三章　为什么突然间我变得如此衰老

很多人到了40岁就非常忐忑、畏惧。其实，如果我们平时善待自己，40岁又有什么可怕的呢？如果我们对自己的身体不加以认真呵护，此时的我们就会面临两个残酷的现实——细胞死亡和细胞萎缩。虽然这是身体的自然进程，但却不是必然发生的，因为我们有办法与之抗衡，而且做起来并不很难。只要了解这个时期的细胞正发生怎样的变化，我们就能明白如何遏制、阻止并逆转这一进程。

细胞的寿命

人体由细胞组成。人的生命从一个精子和一个卵子结合形成受精卵开始。受精卵连续不断地分裂、发育，逐渐形成我们的骨骼、心脏、眼睛及皮肤等身体各个组织和器官。生命历经胎儿期、婴幼儿期、童年期、青春期和成熟期等阶段，各阶段的生长发育都是由数以亿计的肌细胞、脑细胞、神经细胞以及血细胞等进行着强大而有序的细胞分裂、分化实现的。

当然，整个过程中，细胞是有一定寿命的。新的细胞形成，老的细胞凋亡，细胞连续不断地更新。细胞到一定时期接收到来自其内部或外部的信号，通过主动的生化过程而死亡，这就是程序化细胞死亡，也称细胞凋亡，受基因控制。在整个生长发育过程中，机体以细胞凋亡这种由基因控制的途径得以形成并完善。每个人的基因不同。基因犹如一把雕刻刀，雕刻出每个人独有的特征。细胞凋亡还有助于去除不需要的或异常的神经细胞，确保脑细胞的新鲜活力，这样我们就能更好地接收新信息。人在8～14岁，每天有300亿～400亿的细胞死亡，同时新的细胞不断地形成。

一旦我们进入成熟期，我们的生长发育也就结束了，开始进入细胞的修复和更新阶段。这个阶段，细胞凋亡速度加快，使得我们每天有500亿～700亿的细胞死亡，而身体刚好有同样多的新细胞形成，维持了体内平衡。这个过程持续大约20年，也就是到了40岁左右，这之后人开始进入生命的又一个新阶段。在这个阶段，细胞的修复和更新开始变得迟缓。原因在于，到了此阶段，我们的细胞已经经过多次分裂，细胞每分裂一次，在基因复制时，染色体顶端的端粒就缩短一次。端粒是存在于我们23对染色体顶端的物质，在决定细胞的寿命中起着重要作用。当细胞分裂大约50次后，端粒不能再缩短，它们会严肃地给身体发出阻止细胞继续分裂的信号。细胞听从命令，做出应激反应，这本质上与DNA受到放射性物质或化学物质的损害时，细胞做出的反应类似（当DNA受到放射性物质或化学物质的损害时，细胞就暂时停止周期进程，即发生周期阻滞）。也就是说，细胞在经过修复和更新阶段之后，进入到细胞衰老和死亡阶段。

所有生物的生命模式都类似，都会经过生长发育期、成熟期、稳定期，再经过漫长的腐化分解，最后消失。无论植物、动物（包括人类），都同样历经由诞生到死亡的生命自然周期。花园中的花，有了园丁的精心呵护，才可以保持更长的盛开期；但如果园丁疏于管理，它们会过早地凋零。同样，我们生命的衰老进程既可以加速，也可以减缓，甚至被逆转，关键就取决于我们怎么做。

数十年来，专家们对于有关年龄增长对身体的影响，有着不同的理论。有理论认为，体内积累的氧化代谢产物是罪魁祸首，它们会造成细胞损害。氧化代谢产物也就是氧自由基，是细胞的呼吸产物，同时环境污染等环境因素以及吸烟等不良生活方式都可导致细胞内电子的丢失、自由基的生成。大量的氧自由基对人体会造成危害。试想，铁被氧化会有什么结果，肯定是生锈。同样，如果细胞以及DNA等分子结构受到破坏，达到一定程度后，细胞正常凋亡过程就受到扰乱。我们的身体此时就会进入一个拐点——身体各组织、器官功能开始降低、转差，疾病也会随之而来。

近来，科学研究开始关注衰老进程与线粒体中DNA的关系。

现在很多专业人士都认为线粒体的功能才是真正揭开衰老神秘面纱的关键所在，真正决定身体健康受年龄增长影响程度的是线粒体数目的减少量和线粒体自身的健康好坏。另一项新的研究发现，这两种影响衰老的因素即自由基和线粒体中的DNA之间是有联系的。研究表明，线粒体实际上与染色体端粒之间是有交流的。线粒体会告诉端粒继续缩短，从而使衰老加速；或者不要缩短，从而帮助延缓或停止衰老进程。

有关衰老过程的研究尚在进行中，人们希望在不久的将来能有更多有价值的新发现。但在此期间，我们最大的兴趣还是在于这些对我们的身体有着重要影响的"能量工厂"。我们该如何关照好它们，让它们为我们很好地服务？要想确保拥有充足的线粒体来向端粒传达永远不要缩短的信息，我们能做些什么呢？

基因的确在此方面有着非常重要的作用，但并非绝对主导作用。或许你拥有家族的长寿基因，但即便如此，你别指望不进行一些干预工作就真的能长命百岁。科学家的观点是我们能否长寿，基因只起25%的作用。如果我们身体携带癌症或心脏病基因，这种基因我们是无法用新的基因替换的。尽管如此，我们却绝对有方法来保护自己，使自己避免遭受这些极坏的基因带来的厄运。正在逐步发展的"表观遗传学"理论，研究的是有关人在出生后其基因发生的所有问题。该理论告诉我们，某些行为能激发正向基因，抑制负向基因，反之亦然。我们一生的行为选择决定了我们身体承受水平的高低。我们的选择越良好健康，基因的负担越小，那它受到伤害的概率越低。听听"表观遗传学"的箴言：我们的基因给枪装入子弹，而环境拉开了枪栓。

我们力求过着"洁净"的生活，然而我们所处的这个现代化社会，环境遭受污染破坏，我们的DNA健康因此受到一定程度的威胁。环境中有害物质对个体基因组的损害随时间的推移而不断累积，细胞每次分裂时基因突变的风险都在增加，而且突变后的基因会被复制。我们可以通过改善基因所处的环境，最大程度地干预基因表达，保护我们的细胞，免遭能导致氧化应激和基因损毁的诸多因素的侵扰，如避免过量辐射、有害化学物质、巨大压力、营养缺乏、睡眠不足等。

但是，我们不仅要防守，还应主动出击，因为我们拥有力量强大的武器——"离心运动训练"。

"离心运动训练"，我们的离心收缩拉伸健身法就是由其得名的。动物学研究已经证明"离心运动训练"能够直接影响细胞中的线粒体，减小细胞的氧化应激程度。简而言之，就是抗衰老效果明显。

我们身体内还有一种特殊的物质，可以保护我们的染色体端粒，通过促进线粒体功能来阻止端粒的缩短，这就是端粒酶。已有研究证明，运动锻炼能够有效地保护端粒，增加其数目，防止线粒体的丢失，阻止细胞的死亡。所有这一切都有助于延长我们的寿命，提高我们生活的品质。

你可曾注意到自己身体的变化——乏力萎靡、体重增加、身材走样、弯腰驼背。这些变化都是你的细胞和DNA多年来所接收到的信息的反馈。但你从今天开始，在日常生活中所做的选择可将这些信息切断，阻止细胞的死亡。现在就行动起来吧，开始"逆转时光"。

悄然行进中的衰老

对于生命周期日复一日的进程，我们几乎难以察觉，因为一切变化都是在细胞层面上进行的。我们仅能通过回顾过往，对比今夕，才能注意到我们外表的变化。相对而言，孩子倒是能经常通过自己的日常行为意识到自己在变化。他们会忽然间能做很多之前一直不会做的事，如会骑自行车了，可以够到橱柜高处的饼干了，会进行某些运动项目了。孩子会通过这些于他们而言里程碑式的变化，意识到自己正在长大，开始走向成熟。

而对于已经过了细胞修复和更新阶段的我们而言，引人注意的变化却是原来能做的事情现在做不到了。比如很难再追上公共汽车了，以前能进行的某些体育项目现在却不行了。很多日常工作成了困难，如之前可以不费力地开罐头、瓶盖，轻松地把沉重的购物袋从车的后备箱拎到家，现在却不行了。我们还会注意到自己的体力在下降，去年夏天给园子除草、打理花木，一做大半天也不觉得累，而今年却疲惫不堪。或许当去年还很合身的衣服现在却只能紧绷绷地裹着你时，你才最清醒地意识到身体所发生的变化。

因为生命的进程如此缓慢，我们的察觉微乎其微。只有当我们和自己数十年前的照片对比，注意到现在脸上新添的皱纹，身材改变了，体重增加了。此时，我们才会意识到生命正在走向衰老。感谢上帝，让我们对身体正在日渐凋零、细胞每时每刻都在死亡毫无意识，才能乐呵呵地过着每一天。又有谁愿意总是被提醒自己正在衰老呢？但缓慢的衰退对我们来说终归是件坏事，而有时我们需要对它的存在保持警觉，这样我们才能采取措施预防提早衰老。现在让我们从细胞层面更细致地了解身体正在发生的变化，这样我们才能明确应采取什么应对措施。

风险一：细胞修复转为细胞死亡

大约从40岁开始，之后每过10年细胞修复和更新的能力都会有大幅度的减退。在我们40岁出头时，细胞修复和更新的减退势头还小一些，但之后减退就会越来越快。细胞修复和更新的衰退反映在我们身体几大系统就表现为功能减退。女性的雌激素和男性的睾酮水平下降；平日缺乏锻炼的人，其心肺功能明显减弱；人的平衡能力变差；血管中过多的"血液垃圾"淤积在血管壁上，使血管"堵塞"而形成了医学上所说的血管硬化，致使血液不能通畅地流向全身各处。这些问题又会引起很多其他身体问题，累积的问题会给身体带来更大的影响。我们很多人都是在父母、祖父母身边长大的，虽然经历着他们变老，但还是会为他们在七八十岁甚至更早一些的时候，身体状况忽然恶化而吃惊不已——而轮到我们自己去切身体验衰老时却又完全是另一回事。

尽管医学研究在过去的数十年中已经取得了长足发展，但是科学家们尚不能将与细胞死亡相关的诸多因素结合起来，给出让人保持年轻、防止细胞死亡的解决之道。在我开始懂得细胞是生命和生长的基础之后，非常想进一步了解两件事：其一，怎样养护细胞；其二，细胞的维护是怎样被终止的。除此之外，我还特别想搞明白我们能否延长细胞修复和更新阶段，延缓甚至阻止细胞死亡。

我们对自己并不认识的人，仅从其体形姿态、精神状态就能判断出其大概的年龄。人在二十多岁比他在六七十岁时，精力会更充沛，身体会更硬朗，腰板也更直挺。年轻人和老年人的体形差异显而易见。那么是什么让上了岁数的人有了明显的老年体征呢？

我们之前已经说过，从生命形成之时，就开始了身体细胞持续不断的更新迭代，新的细胞会取代受到损伤和死亡的细胞。在婴幼儿期和青少年期，细胞修复与更新的信息是自行发出的。而随着我们年龄的增长，这个信息会逐渐减弱。但其原因不单纯是因为变老，否则人与人之间就不会存在什么差异了。因此说，必然是身体发生了未曾有过的变化才导致细胞修复与更新的信息减弱。为了避免让"让细胞死掉"的信息占上风，而保持细胞修复与更新，我们必须得向身体证明这些细胞存在的必要性。

我们知道只有当肌肉一直不被使用时，肌细胞才会得到"萎缩"的信息而变得衰弱。那么终止细胞死亡进程的方法，就是大声地发出清晰的信息：我依然需要这些肌肉，我依旧在使用它们！切断送达全身细胞的"萎缩"信息的唯一办法就是让你全身的每一块肌肉每天都动起来。

如果肌肉一直得到锻炼，肌细胞就会保持不断地修复和更新，那些长期坚持锻炼的人或许会有直观的感受。我对此的认识是在与病人、外科医生、物理康复师等的交流中得到的。例如在医院，病人在接受手术后不久（经常是仅几小时后），医生就会让病人下床走动走动。尽管这对于病人来说非常痛苦，但医生非常明白术后久卧不动会给病人带来更为严重的后果。术后锻炼的目的是防止肌肉的萎缩和衰弱，要知道如果肌肉真的萎缩和衰弱了，身体全面康复就会非常缓慢，甚至难以康复。当身体逐步恢复乃至完全康复后，锻炼更是必不可少的。

匹兹堡大学在2011年就肌肉萎缩与生理年龄的关系进行了研究。研究人员邀请了年龄在40～80岁、每周训练四五次的高水平健身运动员参与其中。他们利用磁共振成像观察这些人的股四头肌横断面，分析其身体成分、肌肉力量，最后得到了震撼医学领域的发现：一位74岁的三项全能选手，其身体肌肉组织基本上与一位40岁同样经常锻炼的人肌肉组织一样。这一发现既反驳了我们一直以来所接受的理论，即认为肌肉的衰退是人在老年阶段的一个自然现象，也有力地证明了肌肉的衰退完全是缺乏运动锻炼的结果，与年老无关。

肌肉的衰退是缺乏运动锻炼的结果而与年老无关，这不只是体现在运动员身上。统计数据显示，一个习惯于静态的生活方式，日常运动量很少，久坐不动的人，平均每十年会丧失其7%～8%的身体细胞。而一个长期锻炼，全身肌肉经常能得到锻炼和使用的人，每十年丧失的身体细胞仅占2%～3%。随着年龄的增大，两者的差别还会增大，到了60岁，缺少运动的人会有25%的肌肉细胞丧失，而一个生活方式积极活跃的人丧失的肌肉细胞大约只占8%。

想必你一定希望到了老年，身体仍然拥有足够多的肌肉细胞。相较于其他健身方法，离心收缩拉伸法可以帮助你更快达到你的目标，因为肌肉离心/拉伸运动训练是对肌肉最有影响、最有效的锻炼形式。瑞士的一项研究，是针对年龄在40～66岁的心脏病患者，研究人员将这些患者分为两组，一组进行肌肉的向心/缩短运动训练，另一组进行肌肉离心/拉伸运动训练。在进行了八周后，研究人员将两种不同运动产生的结果进行比较，发现进行肌肉离心/拉伸运动训练的人员，其肌肉力量是进行肌肉向心/缩短运动训练人员的四倍之多，但两组人在训练时的感受却没什么差别。也就是说，付出同样的努力，拉伸锻炼能获得四倍的收效。而值得注意的是，拉伸锻炼没有引起任何锻炼者的血压升高和心脏不适。这对于那些刚经历过一次危险的心脏病发作，正在恢复中的人而言不失为一种较安全的锻炼形式。而对于我们一般人而言，想要体魄更加强健，身体更为柔韧灵活，身材更苗条优美，整个人显得更年轻，无须在跑步机上苦苦地跑上数小时，甚至都不用怎么出汗，只要坚持拉伸锻炼，愿望就能成为现实。

经常久坐不动的人，每过十年就会丧失掉7%~8%的身体肌肉。

注意：一个久坐不动的人到60岁，身体肌肉就剩下大约75%了，身体能量减少，体形有了非常明显的变化。

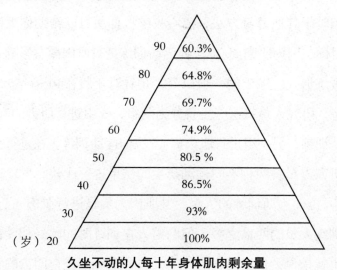

久坐不动的人每十年身体肌肉剩余量

积极运动的人，每过十年丧失2%~3%的身体肌肉。

注意：一个积极运动的人到60岁，仍拥有92%左右的身体肌肉，这意味着他的身体能量充沛，体形也没有什么改变。

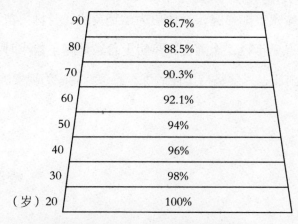

积极运动的人每十年身体肌肉剩余量

　　我知道，很多人在运用离心收缩拉伸法进行训练后都取得了收效，这其中就有我的家人。记得为庆祝我妈妈的89岁生日，我和她报名参加了一个去墨西哥为期一个星期的健身度假旅游团。在这七天中，每天都是以一小时的健身课开启一天的活动，晚上再以一小时的健身课结束。第一天的两节课中，我妈妈完全是坐着进行训练的。第二天的两节课中，她都是先站着练习15分钟，剩下的45分钟又坐着进行。第三天，两节课她都可以站着进行30分钟了。而最后一天的两节课，她是完全站着完成训练的。一周的健身度假结束后返回家中，她精神十足，生活态度也变得非常积极，侍弄花园，拜访朋友，完全是另外一个人了。

　　对于年轻人，尤其是那些比较好动但没有养成锻炼习惯的人来说，如果他们坚持用离心收缩拉伸法进行锻炼，或许会收到更为神奇的效果。我有个朋友，因工作需要每天一坐就是数小时。在我告诉了她一些有关久坐引起健康风险的研究结果后，她开始每天早上进行拉伸锻炼，并且换了个站立式办公桌，把电脑和电话摆放在桌上。现在她一方面用电脑工作或接个电话等都是站着进行的，使原先每天坐着八九个小时减少到现在的六七个小时；另一方面坚持每天早上半个小时的锻炼。仅是这两个小小的改变就帮助她在几个月的时间内体重减轻了10千克，同时血糖和胆固醇水平也降低了。到目前为止她一直坚持每天早上的拉伸锻炼，并利用中午休息时间步行，还计划开始进行5千米的跑步。现在看上去她几乎年轻了10岁。

　　我们的年龄可以变老，但我们的青春可以永驻！这么多年以来，类似我母亲和那位朋友的情况我看到得太多了，他们坚持进行这种舒缓的全身拉伸锻炼，逐渐恢复了身体元气。还有什么感觉能比浑身充满青春活力更棒呢？

你经常久坐不动吗？

很多人认为只要每天锻炼一次就足够了，即便整天坐着也不会有什么问题。事实并非如此。研究证明经常性久坐不动会给身体健康带来极大的风险。《美国国家健康与营养调查》最近做了一个5 000人参与的调查，发现受访者中有50%～70%的人每天坐着的时间至少有6小时。我们每天除了睡觉以及必须坐着进行的工作外，开车上下班也是坐着，吃饭时也得坐着，还有其他要坐着进行的事，算下来一天24小时中坐着或躺着的时间差不多是21个小时。一天数小时中，不管你是坐着看电视，还是坐着工作，对于身体而言都是静止不动的。如果某个人习惯于久坐不动，他患上慢性疾病的风险不亚于吸烟成瘾者。研究人员称久坐行为是"久坐症"，甚至认为久坐是一种新型的吸烟行为。

我们可以利用一切机会站起来待一会儿，如查看备忘录时，打电话时，与朋友会面时（会面聊天时，最好边走边聊）。也可以在手机上设一个定时器，提醒你每过半个小时就站起来走走，活动一下，要知道保持腿部血液流畅能避免诸多疾病风险隐患。如果能换一个站立式办公桌就更完美了，这样你就可以站着工作了。

风险二：细胞萎缩

现在我们对细胞死亡又有了进一步的认识，知道了细胞死亡并不是正常的衰老进程，并且更清晰地认识到运动才是预防细胞死亡行之有效的方法。但是细胞死亡不是我们丧失身体细胞的唯一原因，还有一个原因就是细胞萎缩。

一个健康的细胞从开始逐渐缩小、皱缩，再到干枯，最后消亡，这是一个缓慢的过程。细胞的任何萎缩都会损伤我们体内的"锅炉"——线粒体。成千上万的线粒体会随着细胞的萎缩而丧失功能并且逐渐消亡。因此，发生萎缩的细胞越多，你失去的线粒体越多。

任何人在任何年龄段（从孩提时期到老年阶段），都有可能发生细胞萎缩的情况。不过大多数的细胞萎缩如果早期得到干预是可以减缓或逆转的。但究竟是什么原因导致细胞萎缩呢？很简单——缺乏运动。

有很多因素会造成肌肉僵化，长期得不到锻炼是其中之一，而若锻炼过度也会导致肌肉僵硬（这一点我们会在第六章进行详细的讲解）。也就是说，健康的人、身体欠佳的人，或者那些久坐不动的人，都有可能发生细胞萎缩。

我可以举一个典型的例子来阐明长期不运动产生的严重后果。我们知道腿骨折后通常要打上石膏固定，并且需要静养数星期。待拆掉石膏后，受伤的腿明显比健康的腿细了一些，而且不能吃劲。所以医生总要让病人进行针对性的康复训练，来刺激萎缩了的细胞复原，强化已变得衰弱无力的肌肉。

　　我们对因骨折造成的肌肉僵化并不陌生，但这个起因比较极端，毕竟骨折是小概率事件。而静止不动的生活方式——要么是长时间坐在桌旁，要么习惯于一动不动地卧在沙发中，缺乏足够的运动，才是诱发肌肉萎缩最为普遍的原因。身体缺乏运动相当于将体内的"锅炉"关闭，必然使得肌肉萎缩。身体细胞萎缩使得能产生三磷酸腺苷的线粒体数目减少，因此我们会倍感疲乏。人会因为缺乏体能而懒得动弹，而越不运动，身体就越缺乏能量，这样就会陷入恶性循环。

　　缺少运动的生活方式会造成肌肉萎缩，肌肉萎缩又会导致体重增加，体力和精力缺乏，还会引起身体慢性疼痛。不过只要你坚持轻柔舒缓的全身训练，萎缩是可以预防的。即便萎缩发生了，也可被终止甚至逆转。逆转萎缩的开始就是在预防细胞死亡，所以我们必须点燃体内"锅炉"——恢复线粒体的功能，给细胞注入能量，让它们全面恢复工作秩序。进行每日锻炼的目的就是重新启动皱缩了的细胞，逆转萎缩，给身体提供充足的能量，使人活动起来能更轻松。就是凭借这每日一点点的努力，很快你就会感受到身体能量恢复了，有体力做事了。人如果不经常锻炼，那么他会连一些日常的基本活动都感到困难，越发对锻炼持消极的态度，使得细胞恢复困难。这是一个不良的连锁反应：缺乏运动——运动困难——丧失运动能力。肌肉长期怠工就意味着细胞萎缩的开始，不过不必气馁，早期的萎缩尚易恢复。机体的再生能力很强，它渴求动起来。只要你运动起来，机体就会给予你健康的回报。

康复专家将肌肉萎缩分为三个阶段：

阶段一，人尚能凭自身的力气活动肌肉，但倍感困难和疲劳。

阶段二，人已经不能自行活动肌肉了，此时的肌肉非常软弱无力。但可在他人的帮助下进行一些活动，肌肉尚能收缩、展开。

阶段三，此时肌肉细胞已经完全萎缩，肌肉僵硬，根本无法活动。这个阶段的肌肉萎缩是不可逆的。

如果你注意到自己的精力和体力开始不如从前，体重在增加，身材走样而且似乎难以控制，或者很长时间以来总感到浑身疼痛，其实这些都是肌肉萎缩的初期症状。我们很多人只是在注意到了这些变化后，才意识到身体出了问题，才开始考虑该怎么办。在我们身体尚未出现这些症状，或者这些症状还没严重到影响我们的生活之前，如果能及早预防，采取相应措施，是最理想的解决之道。一旦身体出现这些症状，必须采取应对措施遏制事态的发展，这是极为重要的一步。如果任由其发展下去，只会加剧恶化，身体越来越差，衰老进程加快。

这种萎缩情况虽然任何人在任何年龄段都有可能发生，但还是最常发生在40岁以后开始变老的人群中。肌肉萎缩还有一些其他症状，包括：

· 身姿不良。

· 塌背塌腰。

· 动作僵硬。

· 走路迟缓。

· 动作受限。

· 步履拘谨。

· 髋部、脊柱、腿以及臀部僵直。

· 出入汽车困难。

· 上下楼困难。

如果萎缩发生，我们要尽一切努力尽量在阶段一或阶段二将其遏制住并逆转，避免发展到阶段三。在我数年的私人教练职业生涯中，见证了很多七十多岁的人的肌肉从阶段二的萎缩状态恢复过来，其中不少人的背部肌肉恢复得很好。这是他们持之以恒每日锻炼换来的回报。肌肉萎缩能通过不良身姿反映出来，它可以引起其他许多与衰老相关的问题。

如果你认真留意一下，就会发现肌肉萎缩的症状在很多人身上都存在。例如因髋部疼痛而走路一瘸一拐的老妇，后背有些弓起的马拉松运动员，脊柱僵直的前篮球运动员，他们的这些特征都表明其肌肉发生了萎缩。我非常不愿意看到这种情况如此普遍，且为每一个存在肌肉萎缩症状的人而感到内心沉痛。但我更清楚如果这些症状不妥善处置，将会有怎样的后果产生，人们会因此变得衰弱和痛苦。萎缩能引起更多的萎缩发生，一旦身体的某个肌肉群开始变得僵硬，不能正常活动，它周围的肌肉群就会受影响，产生同样的问题。这是一个危险的连锁反应，必须及时予以解决，宜早不宜迟。

你有肌肉萎缩的风险隐患吗?

神经源性肌肉萎缩是因肌肉神经受到损伤（如骨折）或者发生病变（如阿尔兹海默病）导致的可能后果，这种萎缩往往来势迅猛，后果严重。而我们这里所说的肌肉萎缩主要是源于一段时期内身体缺乏运动而产生的。哪些人存在因肌肉缺乏锻炼而发生萎缩的风险呢？以下这些人要注意了：

· 因工作需要整天坐着的人。

· 因身体疾患而运动受限的人。

· 因病卧床数天或更久的人。

· 因运动量减少而外表显现干瘪枯萎的人。

萎缩的症状：

· 外表虚弱——此时的肌肉组织比起以前又少又薄。

· 后背弯曲——意味着肌少症或骨质疏松的开始。

· 曳行步态或跛行。

好在因缺乏锻炼导致的肌肉萎缩，经过给予必要的营养，并通过一段时间的锻炼后，是可以被逆转的。

肌肉萎缩最直观地反映了我们常说的"用进废退"。

运动过度之风险（极端的风险）

运动总比不运动好，而且运动形式应多样化。运动时将多种形式的训练结合起来远比只进行单一或少数几种的训练方式好得多。一些人痴迷于某一项运动并始终如一地进行该项运动。但是为了能高声且清晰地发出"我依然在这里"的声音，最好的方法就是进行多种不同形式的运动，这样才能使全身六百多块肌肉都得到锻炼。只针对身体某一或某些部位进行锻炼，还想当然地认为身体其他部位的肌肉也会连带着得到加强，事实上却只会对身体产生负面影响，这种情况在我们熟悉的"最健康人"中就有过先例。

很多健身项目和体育运动旨在锻炼身体主要部位的肌肉，方法是通过系列练习或借助运动器械让肌肉进行机械性的重复运动。这些运动主要是通过使肌肉向心收缩来加强肌肉，但向心收缩却会导致肌纤维受到压迫，变短，受损伤，产生疼痛，丧失活动性。健身指导者和学员往往误以为损伤和疼痛的产生主要跟学员自己年龄变老有关，而事实上却是这些为追求健康而进行锻炼的人，却被自己从事的运动伤害着。

为了阻止这六百多块肌肉衰老，你要针对自己所有不同的运动方式进行评估。我并不是要阻止你进行任何你所钟爱的、独特的练习或运动，而是要求你每天务必拿出一定的时间来锻炼你身体的那些不经常活动的肌肉。即便是一些最常见的运动如行走、仰卧起坐、器械力量训练等，也会对你的肌肉产生某些你料想不到的影响。

（1）行走。行走是一项能让我们走到户外呼吸新鲜空气的运动，它还是一项有乐趣的群体性活动。但是行走主要锻炼的是腿部肌肉，这就意味着身体躯干和上肢肌肉被大大地忽视了。如果行走是你唯一的运动项目，那么你上半身的近三百块肌肉将会逐渐衰老和萎缩。而离心收缩拉伸运动可以作为对你每日行走运动恰到好处的补充，使腰部以上的肌肉能得到锻炼。

（2）仰卧起坐。这是人们最熟悉不过的基础核心练习了，既可以在各种花哨的运动器械上进行，也可以躺在地板上进行。仰卧起坐主要是活动躯干上部，加强腹部肌肉，但即便是你每个动作做得都非常到位，也只有大约一百块的肌肉参与进来。

进行仰卧起坐训练的目的是要锻炼腹部肌肉，但很多人在进行仰卧起坐时方法并不正确。他们往往是以头带动肩部离地，这样做非但没有达到原本的目的，反倒会伤及颈部，引起疼痛。仰卧起坐还有可能造成脊柱损伤，尤其是那些健康状况和身体类型不适宜进行该项运动的人，如果不考虑自己身体条件而盲目进行，其脊柱就极容易受到损伤。而最令那些进行仰卧起坐训练的人灰心的事情，莫过于方法不当，练出的不是所希望的平坦的腹部肌肉，而是腹部周围结实圆厚的肌肉。结果与初衷完全相悖。

离心收缩拉伸运动的核心项目（本书有具体讲解）既可以使你身体强健，同时也能舒展你的肢体。你身体重要部位的肌肉以及背部肌肉都得到加强，就能实现你拥有更为平坦的腹部的愿望。

（3）大多数运动装备或器械。主要是为加强锻炼目标肌肉群的。这些训练都是向心运动，也就是在锻炼肌肉的过程中肌肉会缩短。长时间以这种方式进行锻炼，关节会受到挤压，其运动幅度和范围会受限，会导致肌肉僵硬、疼痛，引发关节炎。

所以说这种会使肌肉缩短的运动会带来上述问题，不仅如此，大多数健身器械设计的使用目的不是为了全方位地锻炼身体的各个肌肉、关节，而是针对某些特定部位的肌肉进行孤立的锻炼。结果使得全身肌肉不平衡，某些肌肉变得很强健，而周围肌肉却依然软弱无力。这样一来，身体必然会感到不适，还有可能因此引起伤痛。通过这些器械能锻炼到的肌肉很有限，身体其他数百块的肌肉并没被触及。正如我们已经了解到的，年过40岁的人，身体未被利用的肌肉注定会萎缩消亡。

我观察到某些过度注重上肢力量训练的人有着某些最不良的体姿。他们太过关注能举起多少重量，对上肢进行过度训练，却忽视了一个重要问题：他们正在损害自己的背部肌肉。我就见到过某些举重爱好者因为过度锻炼，其肌肉变得僵硬，无法动弹。这无疑是我看见过的最为不可思议的肌肉萎缩。如果你近距离观看健美运动员或者有志于成为健美运动员的人，你看到的不仅是他们让人羡慕的肱二头肌，还有那厚实浑圆的后背，以及并不优美的体姿。

当这些人来到我这里参加训练，我发现他们的肌肉都存在运动受限、缺乏柔韧、灵活性不够、运动幅度有限等问题。他们基本上都已接近40岁，都是由于长期进行向心运动训练，肌肉缩短、疼痛、严重萎缩，令人心痛。

我们离心收缩拉伸运动教练员培训班的成员中，有以前练瑜伽的、练普拉提的、练举重的以及有氧健身运动的教练员。这些人正面临不同程度的肌肉萎缩问题，他们的肌肉萎缩都是因为长期进行重复性的击打、弹跳或者长时间保持一个姿势不动造成的。当他们了解到恰恰是由于自己长时间进行的身体某些特定部位（如腹部、臀部）肌肉的锻炼，而不是全身全方位的整体锻炼，使得自己遭遇到这么严重的伤害，都非常震惊。那些怀着满腔热情去健身的人却无意中伤害了自己的身体，这也太让人烦恼沮丧了吧。他们为保持健康，拥有良好的体态，付出了巨大努力，然而他们太过注重肌肉力量的训练，而忽视了肌肉的柔韧性，这就造成了他们的肌肉并不健康。

对于那些高水平运动员以及习惯于周末健身的健身达人而言，随着他们逐步迈入中老年行列，缘于之前过度的向心收缩肌肉锻炼的肌肉萎缩症状也愈加明显。首先显现出疼痛症状，随后就是慢性损伤，这是由于长达10～15年的单一强化训练，使得肌肉逐渐僵硬。其实配合适度的肌肉柔韧性的锻炼，完全可以避免这种僵化。常年进行壁球、网球或足球等运动，还有跑步以及过度的力量训练，对关节和肌肉的影响首先体现在身体上那粗大僵硬的肌肉块。很多运动员不知道如何平衡好力量—柔韧性—关节活动度之间的关系。或许他们没意识到关节活动度与力量是同等重要的，这不仅能让我们进行运动，还会保护我们免受损伤。经常有年轻时广受大众崇拜的运动员（男女兼有）到了接近40岁或者刚刚进入40岁后就倍受疼痛不适的折磨，需要进行髋部或膝部的手术，或者需要定期注射可的松（一种激素）以缓解肌肉僵硬。

让人遗憾的是有太多曾经是那么健康的人，就是因为不正确的训练而过早地衰老。我们都曾听到过某位受大家喜爱的运动员，没到50岁身体就垮了。与他经历相似的运动员都是遭遇了某种形式的肌肉萎缩厄运。其实他们如果能及时进行正确的柔韧性锻炼，使受到过度压迫的肌肉得以缓解放松，这种萎缩是可以遏制和逆转的。当然，要想彻底逆转这种由于单一强化肌肉而没有结合相应的关节活动度或者柔韧性训练所造成的损伤和肌肉萎缩，肯定是不易的，需要极大的耐心，治愈过程或许会持续数月乃至数年。

运动过少之风险

运动过度和形式太过单一存在很大危害，而运动过少带给我们的危害是一样的，而且运动量不够的情况更多。在我看来，如果一个人已经养成不想锻炼的习惯，想方设法回避运动，这真是很可悲的事情。不能坚持日常锻炼的原因很多，有些人因为高中体育课时有过不愉快的经历而留下阴影；有些尝试过太超前、不适合自己的运动项目而丧失兴趣；有些因高昂的健身俱乐部会费而止步；还有些人仅是因为觉得抽不出时间。

人们因为自己不喜欢锻炼而提出各种借口，而我则要帮助这些人克服困难，通过展示如何进行每日只需30分钟的轻柔舒缓的全方位身体锻炼，告诉他们锻炼实际是令人愉悦和享受的。好的健身项目不仅是要挑战你的身体，更要结合你身体的实际情况，与你的健康水平相吻合；好的健身项目使你在锻炼中感觉非常舒适，因而让你念念不忘，总是期待着去做；好的健身项目能产生你看得见的效果，且效果会整天延续。

延缓并逆转衰老从任何时候开始都不晚。现在我们了解了衰老是缘于细胞的萎缩和丧失，还知道了我们有能力遏制衰老，减

慢衰老的速度，还能使衰老逆转。那还等什么呢？现在就来为我
们的再青春努力吧！

每块肌肉都很重要

要想预防年龄变老带来的负面影响，就容不得丝毫作弊。身
体肌肉最知道它们是否被很好地利用。如果我们不能很好地通过
锻炼来调动全身六百多块肌肉，那么它们就会发出"让我们消失
吧"的信号，而且这个信息会逐渐传遍全身。人过了40岁以后，
那些平时少动多坐的人，其大脑控制中心就会产生机体不需要肌
肉的信号，并发出"让细胞死亡"的信息。

除此之外，我们不使用的肌肉会逐渐萎缩，使得身体各部位
肌肉不均衡，这会产生疼痛和损伤，继而进一步加速衰老。

我们的这种拉伸运动就是要全面锻炼身体的六百多块肌肉，
简单易做，适合每日进行。通过锻炼每一块肌肉，你向身体发出
这样的信息："嘿，伙计，我依然需要它们！"遏制细胞死亡的
关键就是让全身得到锻炼。其实使身体每一块肌肉参与活动恰如
扩音器向我们的DNA清晰地喊出："我要好好活！"

CHAPTER 4

第四章　认识我们的肌肉、韧带和关节

我们已经探讨了锻炼肌肉的重要性，并且开始明白为什么说锻炼全身所有肌肉是如此的重要。但是我们如何才能确确实实让全身六百多块肌肉中的每一块都得到锻炼呢？再有，我们又如何知道自己是否在使用每一块肌肉呢？为了真正理解离心收缩拉伸的概念和方法，现在我们的探讨不再停留在把每一块肌肉作为独立个体的层面，我们要深入探讨的是作为一个复杂而又紧密相连的肌肉系统，这个系统与韧带和关节通力协作，紧密配合，能够瞬间将信息传遍全身。也就是说我们将要学会认清自身问题所在，并且学会如何在日常生活中利用一切机会锻炼每一块肌肉——这是我们开始抗衰老应采用的最持久、最行之有效的方法。

肌肉链传递运动

骨骼肌通过肌腱的连接而附着于骨骼之上，并带动骨骼和关节的运动。我们全身共有六百多块骨骼肌，形状和大小各不相同，有着各自的功能和作用。

我们的大脑就像木偶大师一样，肌肉就如同控制牵线木偶的线绳，用来提放我们的骨骼。我们的肌肉由成千上万的肌细胞组成，这些细胞在我们伸长或压缩肌肉时需要来回滑动，作为系统的一分子既要完成各自的工作，又要与系统其他成员紧密配合、协调一致。我们的上肢骨是由大量错综复杂的肌肉与身体其他骨骼连接在一起的，这些肌肉包括从肘部肌肉到前后肋间肌肉，到肩部上下肌肉，乃至我们的脊柱周围肌肉，它们以各自不同的工作方式发挥着作用。单是将上肢骨与躯体连接并促使其工作，就需要如此多的肌肉。即便是我们全身所有肌肉都在很好地工作着，但只要其中有一块受伤，都会让我们陷入麻烦。我们所产生的运动实际就是在我们的大脑指挥下，通过一系列错综复杂的"杠杆和滑轮"作用，促使骨骼移动而形成的。

身体的三类肌肉

平滑肌： 平滑肌受自主神经控制，总体来看，其兴奋性较低，收缩源自神经或激素的刺激，呈现相对缓慢的节律性。

心肌： 组成心脏的肌肉群，受神经活动和激素的调节，如平滑肌一样有节律地收缩。

骨骼肌： 遍布我们的全身，借助骨骼端部的肌腱附着于骨骼之上。我们绝大部分的活动都是靠骨骼肌的收缩完成的。

我们想要对身体骨骼肌系统内部的互连方式有直观感受，或许最好的办法就是来看看机器人——可以看作是被进化了的当代的牵线木偶。科学家已经研发出最先进的机器人假肢，可以直接与大脑相连，为因意外事故等各种原因而丧失肢体的人带来福音。历经数十年，耗资数百亿美元研发出的这种机器人肢体能够完成一些来自使用者大脑神经系统的命令，进行一些简单动作，诸如握笔，与人握手，端一杯水而不会掉落。成果也表明研发工作之艰难，为什么？原因在于我们身体产生的每一个动作，执行的每一个简单指令，都是来自大脑多达数百万的信息，即便是最小的动作（如竖起小拇指或微笑），都是经过一系列肌肉恰到好处地反应完成的。当一块肌肉受伤而活动受限时，那么肌肉链上的其他成员都会受到影响，你的关节活动也可能以你预想不到的方式受到阻碍。

我们每天会进行很多的动作，每个动作会有不同的肌肉链参与。简单的动作如起立、坐下，上床、下床，刷牙等都会牵涉不同的肌肉链。我们或许对这些简单动作习以为常，视为理所当然，但实际上再简单的动作也是凭借身体中每一块肌肉保持活跃和强健的状态才得以完成的。当然，也离不开我们的韧带和关节。

韧带保持我们的平稳

骨骼是靠结缔组织（主要是肌腱和韧带），与关节连接的。肌腱将骨骼和肌肉连接在一起，而韧带是将骨骼与骨骼连接在一起。

结缔组织及其功能

韧带： 把骨骼连接在一起。如果被撕裂或拉伤，基本上无法自我修复。

肌腱： 将肌肉连接附着在骨骼之上。弹性最小。

软骨： 表面光滑，减少关节间的摩擦，还能减缓运动时的冲击。

筋膜： 是一类纤维物质。不同部位的筋膜，有的覆盖在肌肉表面，有的将组织包被，有的插入肌群间分隔肌群，还有的连接肌肉和骨骼。

韧带的作用是稳定关节，而关节对骨骼活动的自由度起到一定的限制作用。韧带是致密的胶原型结缔组织，连接骨与骨，并且保护关节。韧带非常挺实——这非常重要，也正因此其弹性也最小。处于最佳健康状态的韧带所拥有的弹性能允许关节活动度为4%～6%。对于那些习惯于久坐不动，缺乏锻炼的人来说，其韧带很少有锻炼的机会，久而久之就会逐渐变得僵硬，弹性丧失。

韧带的主要功能就是支撑稳定关节，使它们保持协调一致，预防我们的髋部、膝盖和脚踝因关节的不稳定而导致损伤。如果韧带不挺实，那么我们走路时脚踝就会脱落下来，我们每走一步膝盖就会来回旋转脱落，我们做每个动作时髋部都会无法控制地摇摆。韧带必须足够紧实才能支撑得住我们的体重，但也要有一定的弹性。

关节使得运动成为可能

关节是两块骨骼通过韧带或肌腱相连的部分，其活动是靠我们的肌肉系统带动的。身体内关节的形状和大小各异，例如指关节就比较小，而且结构相对简单；腰关节、髋关节、膝关节、踝关节以及肩关节等相对较大，而且结构复杂。每一个关节在我们身体活动中都发挥着重要的作用，而且对于确保身体整体功能的有效性也是不可或缺的。

关节功能的发挥是靠肌肉系统带动的，如果肌肉紧张或身体各部位肌肉不平衡，对关节的活动度都会有直接的影响。

两块骨骼的连接处，也就是关节部位，有各类海绵状缓冲物、软骨以及盘状物，这些都是用来保护相连的骨表面的，使其避免像砂纸一样互相摩擦。保护好关节软骨等物质对于保持关节长久健康至关重要。如果你的指关节僵直或疼痛，那么你进行拿刀叉、穿衣服、扣扣子、系鞋带等各种活动都会很不方便。如果你的髋关节僵硬，那么就连进行起立、坐下的动作都要挣扎一番，甚至连走路这种最平常的动作都会让你痛苦不堪、心力交瘁。我们需要保持身体关节的健康，保证其有最大的活动度，这样才能确保其基本功能得到很好发挥，也只有这样，我们活动起来才能轻松自如，没有痛苦的感觉。

活塞和门的合页需要润滑油才能灵活运行，同样，我们的关节也需要润滑液。关节的润滑液称为关节滑液，存在于关节周围的滑囊中。人体的结构使得关节要承受身体重量，还要能轻松自如地向特定方向滑动。让健康的关节伴随我们一生真的可以做到，而且也是应该的。关节对身体的需求极少，主要是通过自给自足的方式维持自身功能正常运转。一般情况下关节不会自行衰退，它们出现问题主要在于我们自己平时对其疏于呵护，使其受到损伤，或者发生病变。

如果关节是由结实耐用的物质组成的，能伴随我们终生，那么"与年老相关的关节损伤"这种说法的确是不准确的。为什么关节疼痛和损伤的问题还格外普遍呢？对此问题我们就来更进一步地探讨吧。

僵硬与弹性缺乏："油浴"的重要性

在前面我们谈到过这样一个事实：很多活力四射的健身者在进行肌肉锻炼时，如果没有融入肌肉柔韧性的训练，他们的肌肉很有可能变得僵硬，产生疼痛，令他们痛苦不堪。我们既需要保持肌肉的强壮，也不能忽略其柔韧性，因为如果肌肉长期受到压缩，其活动性就会变差。要知道任何时候肌肉只要不活动，就会逐渐萎缩。此外，实际上还有一个我们不太了解的因素也会对肌肉产生影响，我称之为"油浴"，这是与骨骼肌肉系统相连的筋膜的一个特性。

筋膜是覆盖在全身各组织表面，乃至到达细胞组织层，起保护作用的网状弹性结缔组织。身体的每个细胞、每块肌肉、每根神经、每块骨骼以及每个关节，时时刻刻都是浸润在筋膜油中的。筋膜油滋养着肌肉、关节、细胞的表层，预防运动摩擦带来的损伤。这就相当于给肌细胞的外膜涂抹润滑油，阻止细胞相互粘连。如果没有这种润滑作用，细胞就会粘连在一起，使得肌肉僵硬，活动性变差。我们需要这样的"润滑"，因为它能保证我们的神经、肌腱以及韧带活动自如。

僵硬是衰老最常见的信号之一。筋膜硬化是导致僵硬的原因之一，但筋膜硬化也可以预防、减缓、逆转——只要进行经常性锻炼。身体开始变得僵硬后，即便是将手举过头顶这样非常简单的动作做起来都会很困难，爬楼梯等日常活动也是举步维艰。身体变得僵硬后，我们会感觉跟《绿野仙踪》的铁皮人没什么两样。铁皮人的关节需要加点机油才能活动，我们自己的关节想要活动也得要上点油。为了让这种润滑作用奏效，我们必须不断地运动，使得筋膜油总是呈易于吸收的液态形式。而如果我们不进行运动，非但达不到原本希望通过"油浴"让我们的身体润滑起来的目的，反倒适得其反。

如果你做饭使用的是椰子油，你就会知道椰子油搁置一段时间就会凝固。其实不仅是椰子油，很多油都是如此——一直没有使用的合页之前所加的油会凝固；废弃汽车的引擎中剩下的油也会凝固；再有就是那些缺乏锻炼、久坐不动的人，其体内的"润滑油"同样会凝固。如果你爱久坐、久卧不动，身体的这些"润滑油"就会凝固，你的韧带、神经、腱鞘中的肌腱会被缚牢，你浑身会感到紧绷、僵硬，不禁会觉得自己老了。再举个例子，我们涂抹护手霜时，如果不经过两手互相揉搓，将护手霜均匀地涂抹开，那它只会粘在手背上。长期缺乏运动，身体中的"润滑油"就不能被融化、吸收和利用，而只是停留在关节和肌肉的表面，最终会凝固，变硬、变厚。如同护手霜需要仔细涂抹擦匀一样，浸润身体的油脂也是需要通过运动摩擦使其融化而易于身体的吸收。

皮下脂肪顾名思义就是紧挨在皮肤下面的脂肪，内脏脂肪则指的是包裹在内脏周围的脂肪，它们的功用差不多。解剖学中，观察一个故去的人体内凝固的油脂或脂肪层就能判断其生前是否爱运动。如果一个人不爱运动，其体内上上下下遍布了分层的固态油脂或脂肪。这些层层叠叠的固态油脂对身体毫无用处，而它们的形成又是完全可以预防的。体内油脂的凝固会使我们的身体受到禁锢，使我们的衰老速度加快，还会增加我们罹患心脏病和慢性炎症的风险，所以我们应该重视身体油脂凝固的问题。

当我们睡觉时，身体会保持近八个小时静止的状态，但是身体细胞的润滑工作却一直未停歇。我们醒来后需要活动一番，这样才能促使在睡眠时一直浸润我们身体的油脂被细胞吸收。我们醒来后经常爱习惯性地伸个懒腰，这是个很好的动作，有助于油脂的吸收，但仅此一点点的活动是远远不够的。一个人身体状态越差，就越不能进行足够的运动，而运动量不足，又会极大地影响油脂的吸收，继而形成恶性循环。随着体内油脂逐渐固化，人会感到浑身更加僵硬，更不愿动弹，运动能力也会降低。当很多人变得不再像从前那样爱运动后，会发觉自己身体在走下坡路，也会有了衰老的感觉。

上帝创造了我们的身体，让身体具有"油浴"的能力，是要让我们的肌肉、神经和肌腱在我们一生中都能保持润滑、自如活动，而绝不是要禁锢我们的身体，限制我们的活动。要维持我们身体各项功能正常运转，运动起着至关重要的作用；而要想能活动起来既轻松自如又很舒适，没有疼痛的折磨，永远能保持年轻态，"油浴"则是非常重要的因素之一。

让体内油脂分散开来

当我们受到轻微的损伤时，经常是对损伤部位小心翼翼地呵护。我们认为受伤部位应当被保护起来，给它时间来慢慢愈合。但事实上这却是我们最不应采取的做法。当然，如果医生根据病情认为我们需要这么做的话，那是另当别论。要知道对微小创伤不恰当的保护往往会导致更严重的损伤。

在损伤愈合期间进行运动是非常有必要的，因为不进行运动，我们就会处于一条可怕的发展轨道上：我们体内的油脂会凝固，细胞逐渐萎缩，损伤周围区域开始僵化。不运动还会产生连带反应：某一部位变得僵硬后会连带其他更多部位发生僵硬，最终使得慢性疼痛的折磨伴随终生。我的客户中就有这种例子。这位客户最初受伤并不严重，完全可以治愈，就是因为处置方法不正确，结果现在情况非常严重。受伤后停止运动，很有可能会造成原本并不严重的损伤难以彻底治愈。

在受伤并不严重的情况下，我们需要通过经常性的、轻缓的全身运动来促使体内固化的油脂融化。我要强调的是运动要轻缓，而不能剧烈。因为剧烈运动会使损伤加剧或产生新的损伤，想一想将伤口上的绷带生生地撕开，还有将刚长上的伤疤生生揭开，那会是个什么滋味。我们可不想撕裂自己的肌肉、神经、韧带。每天做些轻柔舒缓的运动，实际上就是在开始帮助体内固化的油脂慢慢融化、散开。我的很多客户都曾有过忽然间感觉肌肉放松的体验，他们说浑身突然倍感轻松，身体随即不再感觉受限，能比较自由地活动了。这种身体忽然间的缓解放松带给人的只是惊喜，而不是痛苦。实际上他们都是在这之前的数月中一直坚持进行舒缓的运动，这种做法非常有意义。身体的自愈需要时间，所以如果你的肌肉放松感来得没你希望的那么快，要有耐心。如果你是通过坚持进行轻缓的锻炼，让你那已经"黏在一起"的肌肉逐渐地释放开来，那么损伤治愈的可能性会非常大；但绝不能强迫自己的身体，否则很有可能造成二次损伤。

我们以一个健身团队在一起训练，是希望能有迅速甚至是立竿见影的效果。但有时我们需要耐心，给我们的身体一些时间让它自我修复。身体内固化的油脂的软化过程就是一种自我修复过程。

韧带僵硬，关键在鞋

我们的身体是由多个部位组成的一个整体，当某一部位功能不能正常发挥时，整个机体就会受到不利的影响。这种情况在我们的韧带上体现得尤为突出。韧带附着于我们身体的各个关节部位，对于运动有着极为重要的作用。如果韧带变得僵硬，其周围各组织的活动就会受到限制，这就类似给腿打上石膏，给脚带上矫形夹一样，最终不可避免地导致肌肉软弱无力以及萎缩。

当韧带因缺乏活动而逐渐僵硬、紧绷、活动性变差后，受到影响的关节活动起来也会很困难。踝关节韧带发紧，踝关节就会僵硬，我们行走就会困难，因为行走需要踝关节帮助推动身体。

踝关节活动性降低会使我们的行走、爬楼梯等活动都变得非常困难。而始于我们脚踝的僵硬会引发不良的连锁反应——我们的腿部、膝盖、髋部以及脊柱等部位都会受到严重的不良影响。我们的生活节奏因此而降低，迅速衰老的感觉也会油然而生。而对于从事跑步的运动员，还有那些习惯于轻松自在地进行锻炼的运动爱好者而言，脚踝的活动性丧失又何尝不是一种灾难呢？

双脚活动受限导致体能丧失

我曾与不少运动水准很高的年轻运动员合作过，令人匪夷所思的是他们曾多次出现因体能不足而难以完成比赛的情况。他们的体能缺乏常被认为是由于心血管系统功能虚弱所致，因而得到的建议是加强心血管系统的锻炼。然而，当我们对这些运动员进行测试时却发现他们的心血管系统功能水平往往高于平均水平，而真正的原因在于双脚活动受限。

僵硬且丧失活动性的韧带会影响到我们的整个身体，使全身肌肉不平衡，体姿不良，还会产生慢性疼痛，令我们痛苦不堪。发紧的韧带使我们的行动变得迟缓，关节发炎，情况严重时，免不了要进行关节替换手术。韧带僵化是可以预防的，但是如果这种情况发生了，是不能完全恢复的，只能部分逆转。

我们发现这些运动员日常总是穿着跑鞋或者矫形鞋，他们的脚趾和脚踝总是被这类鞋子卡着，因得不到放松而变得软弱无力，他们的体能缺乏往往与这个问题有很大关系。当他们脱去跑鞋或矫形鞋，并开始注意加强韧带的锻炼，提高韧带柔韧性后，他们的体能又神奇般地恢复了。脚和脚踝的韧带得到放松后，体能水平更高了，全身的活动性自然也会增加。

保持韧带的柔韧灵活，尤其是脚部的韧带，其重要性即使是在健身业界也一直没能引起足够的重视。他们一谈论到柔韧性都只局限于肌肉，从未涉及韧带！肌肉紧张总是被认为是肌肉缺乏柔韧性造成的。但是，实际上恰恰是变得僵硬的韧带导致肌肉失去了柔韧性。

我们可以做个实验。先把你的脚踝关节紧紧绑住不能动弹，然后试着在保持脚踝不动的情况下行走。你会首先注意到自己走不快，再就是自己会像老人一样拖着脚步，而当你走了十几步后，你的膝盖、髋部，还有后背就开始感觉疼痛了。

现在设想自己的脚踝被永久地困着不能动弹，这也就相当于踝关节韧带僵化。这种情况下你只能忍着痛苦拖着脚极为缓慢地行走，活动也就被局限于某一个范围内。这就是你在养老院常常看到的很多老年人的状态。

现在我们可以再用手指做同样的实验。把手指捆绑住不能动弹，然后试着去按开关、写字、端茶杯，看看结果又会是什么样子。丧失活动能力是件非常可怕的事情。好在这种可怕的事情是可预防的，而且情况如果不是很严重的话，通过轻缓的运动还是可以有所恢复的。

我们的身体是靠各肌肉链支撑和调动的，而肌肉链又是通过韧带连接在一起的。当韧带失去了活动能力，整个肌肉链就会被禁锢住，不能运动。我们需要思考一下僵化的韧带会给整个肌肉链带来什么影响。

（1）脚趾韧带。你也许难以相信，我们身体内一条主要的肌肉链就是始于我们的脚趾，并一直延展到颈部。脚趾肌肉有任何问题（如发紧或无法活动），都会妨碍脚踝的活动，紧接着就会影响到小腿肌肉，使其僵直酸痛，继而整条肌肉链很快受牵连，造成背部和脖颈肌肉的僵硬疼痛。保持脚趾韧带正常的活动性能有助于缓解整条肌肉链的疼痛和紧张。

（2）脚踝韧带。你可知道踝关节是我们身体中最强壮的关节？很多人都不知道这一事实。或许你会产生怀疑，但如果你能想到是踝关节全天候地支撑着我们整个身体的重量，也就不难理解为什么说踝关节最强壮了。所以脚踝关节必须强而有力，而且要保持正常的活动性，只有这样，当我们行走、跑跳，进行一切日常活动时它才能承受住我们的体重，不至于让我们出什么风险。

如果脚踝韧带紧张僵硬，小腿肌肉的运动就会受到限制。而小腿肌肉僵硬酸痛，我们会行走不便，膝盖、髋部、腰部等处也会有疼痛不适的感觉。脚踝韧带紧张，看似不是什么太严重的问题，但却会对我们身体能量、体力和活力水平造成巨大的不良影响。这说起来似乎很令人吃惊，但事实的确如此。

高档专业运动鞋就一定好吗?

导致韧带僵硬、活动性变差的原因除了久坐不动的生活方式外,还有一个常见原因,就是长期穿高档跑鞋和矫形鞋具。颇具讽刺意味的是,这些鞋具原本是用来保护双脚免受损伤和减少疼痛的,但是当运动员长期穿着它们,脚部就会逐渐习惯于这种托衬,并会完全依赖于鞋的支撑。久而久之,随着双脚自身所做的工作减少,它们就会越来越虚弱无力。双脚的这种依赖引发的真正问题是肌肉萎缩以及脚部和脚踝韧带的活动性丧失。

我是第一个倡导在平时和锻炼中都应穿高品质鞋子的人,但是却忽略了我们同样也应拥有强壮、灵活的脚趾和脚踝。如果双脚总是被安全地保护在鞋具中,除了影响它们的活动外,时间长了,它们也是不可能强壮和灵活的。

我曾与数百位运动员合作过,这些运动员在他们的整个运动生涯中就没离开过各类专业运动鞋具,从跑鞋到滑冰鞋再到滑雪靴。他们中大多数人就是因为数年来一直穿运动鞋具,导致脚踝的活动性变差,进而使自己遭受了本来可以避免的外胫夹疼痛、足底筋膜炎、腹股沟受伤。好在,如果进行脚部及踝部的锻炼,数周后这些伤痛是可以治愈的,而且如果坚持锻炼,伤痛是不会复发的。

有一个既经济又有效的方法可以预防专业运动鞋对脚的损害,就是光着脚。如果双脚被封锁在很紧的运动鞋或矫形鞋中超过一定时间,我们可以脱去鞋子,光着脚进行锻炼,让脚得到放松。

对此问题我们采取的措施依然是：从逐步地增加脚趾、脚踝的韧带运动开始，使其周围的肌肉渐渐放松，肌肉疼痛和僵硬也会渐渐缓解，从而形成良性循环。

可以令人痛苦不堪、代价巨大的关节

没有比咔咔作响的关节更能表达人的衰老了。而往往与之相随的问题是关节功能的退化，慢性疼痛的开始，然后逐渐发展直至功能完全丧失。好在如今我们有了发达的医学技术，可以进行髋、膝盖等替换手术了。人们对这种手术的需求越来越多，这也促进手术技术取得了长足的进步。尽管如此，这种手术还是存在风险的，所以只要有可能，还是应尽量避免进行。我们最应该做的是预防关节损伤的发生，要知道关节一旦出了问题，我们不仅要忍受痛苦，还很有可能会因此付出巨大的代价。

很多人在忍受了长期的疼痛后才意识到关节的问题。当我们的关节功能正常时，我们可以顺畅而且高效地进行一切活动，而且也不会去关注自己的哪种活动会牵涉哪个关节。但是当关节发生病变或受到损伤后，再要进行任何动作，都像是给我们上刑。损毁僵直的关节会让我们遭受长期疼痛的折磨，我们的生活质量也会因此极大地降低。套用乔尼·米切尔的话：我们总是意识不到自己所拥有的，只是在失去后才知道它曾存在过——我们从未真正重视过自己的关节和它们为我们所做的一切，直到它们不能再为我们工作后，我们才意识到其重要性。

人步入老年后，牙齿脱落是无法避免的事情，这一说法在数十年前是得到医学专家认可的。在20世纪70年代，加拿大魁北克省的牙医认为牙齿腐蚀是无法预防的，所以人们拔除坏牙，然后安装义齿的情况并非罕见，甚至是在青少年中也不乏例子。很多人对关节疼痛的认识与对牙齿的认识很相似，治疗方法也是同样的极端。我们已经形成固定思维，认为关节损伤是老年阶段一个难以避免的问题，就像老年人必须接受脸上的皱纹、头上的白发一样。而事实上，关节问题是完全可以预防的，我们可以有很多办法保护我们的关节，这一点太多人不清楚。

当人们受到关节疼痛的折磨时，自然要去寻求最快、最容易的解决方法。但是，如果产生疼痛的根本原因没有解决，问题只会越来越严重。而导致关节产生问题的根本原因并非年龄变老，恰恰是我们在生活中养成的坏习惯。

关节损伤原因之一：久坐不动

久坐不动的生活方式是造成关节损伤的头号杀手。比起那些爱在周末进行健身锻炼的人以及刻苦训练的运动员而言，那些总是长时间坐在沙发上不动弹的人，其关节发生问题的风险要大得多。在西方国家，习惯于久坐不动的人远远多于积极运动的人，这就意味着潜在的关节疼痛以及关节炎患者数目庞大。究其原因，主要是由于这些人的肌肉组织长期得不到锻炼和使用而逐渐衰弱萎缩。

随着肌肉逐渐萎缩，肌肉弹性也会逐步丧失，肌肉量减少，肌肉干瘪而僵硬。肌肉的萎缩使得关节受到压迫，关节中能够润滑关节的滑液容纳空间也被挤压，这样一来我们在运动时更加剧了关节所受的压力。结果人就会感到关节处胀痛难忍，软弱无力，这种症状就是我们所知的关节炎。人患上关节炎后，进行任何活动，哪怕是类似从屋子的这一边缓缓走到另一边这种轻微的活动，都要承受巨大的痛苦。

对于那些习惯于久坐不动而且正被各种形式的关节疼痛折磨着的人，跟他们再怎样强调锻炼运动的重要性都不为过。这些人面临的问题很严重，但运动却是极为简单而行之有效的解决之道，会产生惊人的效果。如果你之前一直疏于运动，总是久坐不动，也不要因此丧失信心，从今天起，就在自己家中，开始行动起来。你可以先站起来四处走走，务必注意在进行关节的弯曲、伸直时，动作要轻缓一些。用不了多久关节就会有显著的改善。

很多中年人并不认为自己属于久坐不动的那一类人，但当他们认真记录下自己的活动内容后，惊讶地发现自己严格说来就是属于缺乏运动、不爱动弹的人群。

关节损伤原因之二：体重超重

造成关节损伤的另一个原因就是体重超重。体重超重经常与久坐不动的生活方式分不开，而且会相互影响。体重超重看似与关节损伤没有直接的关系，但是那些减肥成功的人都反映说自己的关节在体重减轻后倍感轻松。我们的关节能承受的负荷是一定的，如果使其超负荷，还怎么要求它们轻松工作？过重的身体会使关节受到挤压，起缓冲作用的关节软骨会被磨损，滑膜囊中的滑液会被挤出，这样一来骨与骨之间的摩擦增加，结果可想而知，这是我们最不希望发生，也是最应避免的事情。体重减轻了，就会减少对关节的压迫，增大滑膜囊的容量空间，增加骨与骨之间的润滑。

肥胖或超重的人经常问我有什么办法来疏解髋部和膝盖的疼痛。我的建议就是减轻体重，体重减轻后疼痛会疏解的。当然，进行手术是一种选择，但要知道手术存在我们难以预料的潜在负面影响，所以应尽量避免手术。

关节损伤原因之三：不良的行走或跑步习惯

虽然久坐不动给关节带来的危害最大，但是不良的行走或跑步习惯也会导致关节损伤。积极锻炼的人每天平均行走10 000步，不爱动的人则是3 000步，但不管走多少步，如果行走时脚着地时总是用力过大，也会使关节受伤。

如果跑步者在坚硬的路面上（比如混凝土路）跑步，时间久了就会引发关节损伤问题。跑步或行走爱好者为了解决这个问题，会去购买号称设计先进、生产技术精良的高档跑鞋，希望这种鞋子较强的缓冲作用能保护关节。但即便是最好的跑鞋也不能消除运动冲击对膝盖造成的影响。

行走或跑步时脚着地用力过猛不仅会导致关节受伤，还会使肌肉总是处于压缩状态而不能舒展开来。人跑步时步幅较大，会使肌肉反复受到压缩，设计再精巧的鞋子也无法保护肌肉免受这种反复压缩的影响。在关节头损伤尚未真正形成之前，刚开始关节总是会疼痛，就是因为肌肉缩短造成的，因为肌肉缩短会使骨骼紧紧地挤压关节。如果关节头反复受到冲击，再加上肌肉缩短导致关节受到骨头的挤压而使关节腔变小，关节不能被充分地润滑，软骨也没有空间顺畅滑动，几方面综合起来就会形成早期关节炎。

等到关节损伤进一步恶化，发展成为关节炎后，我们采取的治疗方法往往又是只治标不治本。或许这是我们"服老"的心理在作祟，认为疼痛是老年阶段一个必然的问题。我们通常应对的办法就是吃些消炎药或止痛药，疼痛还真能很快消失，简单易行，见效还快。但关键问题——导致疼痛和持续性损失的根本原因依然存在。我们必须将根本问题彻底解决，否则我们的余生将在疼痛中度过，终生与医药为伴。这是我们应有的生活吗？

我们的关节本应伴随我们一生的。关节损伤的原因在于我们的不良习惯以及关节的磨损，是长期逐步积累的结果，而这种积累从我们年轻时就开始了，只是累积的严重后果一直等到了我们老年后才显现。长期不良的行走、跑步习惯会使我们的关节彻底垮掉，最终不得不接受替换手术。

对于关节问题，预防是最好的解决之道，而一旦关节产生疼痛，如果能尽一切可能去逆转损伤的发生，问题就可以补救。预防关节损伤的第一步就是学会脚步轻盈地行走，学习过程只需要你花上10分钟。这一点父母也应教给孩子，就如同教他们学会如何用牙刷和牙线一样。跑步爱好者也要掌握良好的跑步技法。在进行全身肌肉加强锻炼的同时，要有意识地做一些拉开关节的运动，这是持久保护关节免受运动冲击影响的唯一方法。消除了运动冲击对关节造成的影响，也就意味着根本问题得到了解决。

关节损伤原因之四：运动伤害

职业运动员发生关节损伤的例子并不少见，而事实上这些损伤几乎都是可以预防的，且大多是可逆的，甚至可以完全恢复。运动员往往重视能使肌肉结实发达的锻炼，可这却导致关节受到过度压迫（特别是髋部、膝盖、肩膀、脊柱等部位）。时间久了，这种压迫会严重影响关节软骨，使其损毁。足球运动员、冰球运动员、网球运动员、橄榄球运动员、篮球运动员，还有一些其他运动项目的运动员，往往都会遭遇此问题。

年轻运动员常常只注重力量加强训练，而忽视了必不可少的关节活动度训练。我与高水平的运动员打交道也有数十年了，可以负责任地说很多运动员几乎没有接受过任何柔韧性训练和肌肉解压训练。结果让他们面临的后果就是，每次运动都会造成其关节的磨损，还有他们的肌肉和肌腱都易于发生撕裂拉伤等问题。

关节活动度对运动成绩至关重要，还有助于预防损伤的发生。一些教练让运动员进行瑜伽或是静态伸展运动，目的是希望通过这种方法来预防损伤发生。但是这种类型的拉伸难以达到预防损伤的目的。进行瑜伽训练时要求保持静态的姿势，而静态拉伸实际上会使肌肉发展不平衡，本质仍是压缩肌肉而不是拉伸肌肉。我们的离心收缩拉伸运动则是既加强肌肉同时又拉伸肌肉，使肌肉变长。活动幅度增大不仅能预防损伤，还有助于运动员提高运动成绩，让他们的体育事业得以继续，去创造更辉煌的成绩。

运动员在其教练尝试过各种传统的方法失败后通常会来找我，可以说我的方法被视为最后的救命稻草。很多运动员在我这里进行了数周的动态柔韧性训练，或是肌肉伸展拉伸运动训练后，又能继续自己的运动事业，甚至是赢取了世锦赛冠军以及奥运会冠军。

也有很多运动员因关节损伤而不得已提早结束自己的体育生涯，让人觉得惋惜的是如果他们当初能稍微改变一下训练方法，损伤是完全可以避免的。只要每周进行两三次30分钟的伸展拉伸运动，就足以能让运动员（当然还有我们普通人）既免遭关节损伤的厄运，还能缓解肌肉紧张引起的疼痛症状。

芭蕾舞演员对阵足球运动员

我以前是一名专业的芭蕾舞演员。有关人员曾经将芭蕾舞演员与足球运动员及拳击运动员进行过多次的比较测试，每次的测试结果都令芭蕾舞演员倍感骄傲，因为他们在力量、耐力和速度等所有测试项目中的成绩都略胜一筹。相较于那些有着辉煌战绩的运动员，芭蕾舞演员受到的损伤较少，职业生涯较长。对于那些喜好周末锻炼的人及运动水平很高的运动员而言，如果经过正确的离心收缩拉伸运动指导并坚持训练，他们的速度和耐力都会提升。

说来有意思，造成专业运动员关节损伤的原因与导致我们普通人关节损伤的原因居然没什么两样，唯一的差别在于前者关节损伤问题显现得更早一些。不少运动爱好者以及爱好在周末健身

的人，在每次进行健身训练前都不进行充分的准备活动。他们往往是刚刚还处于静止不动的状态，在肌肉没有得到充分预热和放松的情况下，穿上冰鞋或球鞋就贸然开始了剧烈的运动。这样做很有可能引发身体疾病，而且随着年龄的增长，他们就会因关节疼痛而步履蹒跚。

这些人尤其是年轻人对于开始运动前的准备活动重视不够，想要说服他们改正还真不是件容易的事。但是要知道，每次花不多的时间做好身体柔韧性热身运动，并持之以恒，就会免除他们以后潜在的数周、数月，甚至数年的疼痛，减小因关节损伤造成的无法活动的概率。所以，我们应重视预防，加强预防，一切防患于未然。

离心收缩拉伸运动如何保护关节

离心收缩拉伸能够在加强关节的同时将关节拉开，这正是预防关节损伤的第一步。关节被拉开后关节腔增大，就会有更多的滑液进入，关节就会得到充分的浸润。滑液能阻止关节的相互摩擦，同时还能修复各种损伤。离心收缩拉伸还能预防关节挤压，要知道关节挤压是导致疼痛和损伤的真正原因。

要疏解受到压迫的关节，让萎缩的细胞得以恢复，这需要付出时间和努力，但时间和努力不会白费，你会得到回报的。身体具备自我修复的能力，这已被证实过，所以要对自己的身体有信心。我们的期望很现实，从很多方面而言，减缓衰老进程实际上就是在逆转衰老。你可以想象一下，在你每次进行锻炼时，细胞都在更新迭代，一切生机勃勃。"每做一个动作，诞生一个细胞"，这是我的自我激励语。

现在就让我们来关注身体的柔韧性吧。我们来认识一下身体的柔韧性关乎什么，它为什么重要，而离心收缩拉伸运动又是如何帮助我们身体放松，让我们上升到一个新的力量性与柔韧性结合的层次。

第二部分

如何保持年轻和健康

CHAPTER 5

第五章　柔韧性——青春之源

　　通常对于肌肉僵硬和关节疼痛的治疗方法一般都只能治标不能治本，治疗后症状暂时消失了，但根本原因并没有彻底解决。这种短视的治疗方法不禁让我想起一位年岁已老的舞蹈家说过的话：肌肉最为紧张的状态也是你身体刚能达到的松弛程度。锻炼肌肉，应注重肌肉的加强与伸展并举，同时确保全身肌肉均衡发展。这样做，不仅能消除身体的疼痛和僵硬，还能让我们以最饱满的状态从事各种活动。

　　几年前我与一流的芭蕾舞演员安妮·波斯奈特一起共事过一段时间。那时她作为客座演员在蜚声世界的莫斯科大剧院芭蕾舞团出演著名的芭蕾舞剧《吉赛尔》。但她多年来一直受着髋部疼痛的折磨，为了控制疼痛，她一直靠芭蕾舞团的医生给她进行理疗和按摩。

她在巡演空档期跟着我的团队到墨西哥进行为期两周的"经典拉伸"最新版的视频拍摄。这期间，她没有进行任何芭蕾舞形体训练，只是做"经典拉伸"。开始她有些担心，因为作为一名芭蕾舞演员，形体训练要求较高，她怕"经典拉伸"达不到她的训练要求。虽然她的感觉日渐转好，但依然担心两周后回剧团时身体走形。

两周的拍摄结束后，有两件事让她惊讶不已。其一，一直折磨她的髋部疼痛消失了（而且再也没有发作）；其二，她回到剧团后身体比之前更有力量了。

在这两周内，我们并没有专门针对她的髋部进行任何特别的治疗。她只是每天跟着我们设计制作的"经典拉伸"DVD进行锻炼而已。我们设计的这套"经典拉伸"，旨在调整全身，让全身各部位都能得到锻炼，将其制作成DVD是为方便广大健身爱好者每日能跟随锻炼，人们可以容易买到它。我们的方法不是只消除表面症状，而是从根本上彻底解决问题，你只要坚持进行离心收缩拉伸训练两周就能看到效果。安妮·波斯奈特身体状况的好转是非常好的例证，证明了这种通过对全身所有肌肉链的调整、加强，旨在让身体恢复平衡的锻炼方法效果神奇。

肌肉链是如何断裂的

我在给训练者解释这个问题时，经常以门的合页做例子。如果门的合页松了，门就不稳定，会来回摇摆，我们开门关门都很麻烦。造成合页松动的原因就是固定合页的螺丝没有拧紧，原因很简单，可恰恰就是如此简单的原因却很可能导致重大问题。起初螺丝没拧紧，合页松开，门变得不稳当，开关费事，最终的结果很可能是门的框架结构被损毁。如果螺丝在最初刚刚有些松动时就被及时拧紧，是完全可以预防和改正最终出现的严重的结构问题的。

与松动的螺丝和破损的门情况类似，关节肌肉正常情况下应该能保持关节呈直线状，但如果关节周围的任何一块肌肉过度紧张或是非常松软无力时，绷得最紧的肌肉就会使关节偏离，失去平衡，最终导致疼痛和损伤的产生。事实证明能使全身肌肉结构平衡、协调一致是离心收缩拉伸训练最为神奇和最有益的效果之一，要知道全身肌肉结构平衡、协调一致对我们的生活品质影响最大。

跟踪肌肉链

我们身体的形成离不开每一块肌肉、每一块骨骼，不仅如此，我们之所以能进行各种活动，也是因为肌肉和骨骼的作用。我们的脖颈之所以能支撑住我们的头而没让它耷拉下来，就是因为脖颈中数十块肌肉、软组织和颈椎椎骨协同工作的结果。仔细一琢磨还真令人惊奇：我们的脊柱并没有因为头的重量而受到挤压，虽说有少部分人会因脊柱长期受到压迫而背部疼痛。这就是肌肉的力量，我们真该由衷地感谢我们的肌肉。

组成我们身体的零部件中有多少是能活动的？我们身体里有着一个怎样复杂的杠杆和滑轮系统确保了我们能轻松顺畅地进行任何运动？当我们停下来认真思考一下这些问题，不由得会为身体这种卓尔不凡的设计而惊叹。我们已经探讨过了肌肉链的工作方式，并且知道了肌肉链中每一块肌肉会如何互相影响。但进一步从更专业的角度来说，其实每块肌肉并非直接相连，因为它们都是附着在骨骼上的。每一块骨骼的前后都有肌肉牵拉，身体有六百多块肌肉，却只有二百多块骨骼，所以常常是几块肌肉同时附着在同一块骨骼周围，各个肌肉会向不同方向轻轻牵拉骨骼。

小肌肉链促成我们手指的活动、头的转动、膝盖的弯曲伸展等运动；大肌肉链是由脚趾直至手指尖贯穿全身。身体所有的肌肉链，无论大小，在保持身体年轻态、避免身体产生疼痛等方面起着同等重要的作用。

我所说的身体平衡，是指身体六百多块肌肉都一样的强壮和柔韧。而多种因素会导致肌肉链断裂或阻断。当骨骼一面的肌肉链断裂，该面的肌肉就不能再活动了，骨骼会受到其他面的肌肉牵拉。某一面的肌肉链断裂，可导致该面肌肉僵硬和萎缩，后果是非常严重的。

下列情况经常引发肌肉链断裂：

· 手术后的瘢痕组织。

· 大的瘀伤。

· 骨折（骨裂）。

· 肌肉、韧带或肌腱的撕裂或受伤。

· 扭伤和拉伤。

· 背部疼痛。

· 坐骨神经痛。

· 胫骨骨膜炎。

有时脊柱损伤或肌腱断裂会使肌肉链完全断裂，也有时是部分阻断。我们曾在第四章谈到过，人们有时只注重锻炼身体某些部位的肌肉群，使得这些肌肉远远强于没有得到锻炼的肌肉，造成全身肌肉不平衡，最终导致软弱的肌肉萎缩。

下肢肌肉链阻断

据我了解，下肢肌肉链阻断问题在职业冰球运动员，以及奥运会滑雪选手中并不少见。他们的腘绳肌、臀大肌和股四头肌都处于非常紧张的状态，以致小腿肌肉无法活动。这种情况持续下去就会使腹股沟受到损伤，因为与腹股沟肌肉相连的肌肉链实际上不能运动了。僵硬的腘绳肌将通向腹股沟肌的肌肉链阻断，使得腹股沟肌极为紧绷，经常会使腹股沟肌受到拉伤。

脚与脚踝是身体一条由脚趾通往手指尖的重要肌肉链的起点。当踝关节紧张或者无力时，它活动起来会非常困难，甚至根本无法活动，而我们行走的方式和身体力量也都会因此受到影响。脚踝僵硬会使小腿肌肉紧张，继而影响到股四头肌，紧接着就是膝关节受到挤压，你便有了疼痛感。当脚踝软弱无力或者活动能力丧失时，全身会迅速受到影响，哪怕是身体一些看似和脚或脚踝没什么直接联系的部位，也会因此逐渐衰弱，比如双脚无力能引发背部疼痛——这就是肌肉链的本质特征。

上肢肌肉链阻断

上肢肌肉链阻断问题在那些过度锻炼斜方肌和三角肌的运动员当中尤为常见，斜方肌和三角肌被过度加强后，双肩厚实浑圆，背部肌肉比胸部肌肉强壮得多，肌肉量比例失衡，肌肉链不平衡，造成不良体姿，引发损伤。

腰部肌肉链阻断

如果髋部或背部肌肉紧张局促，就会阻断其上部或下部的肌肉链。我们只有通过进行全身的大幅度运动，才能保持大肌肉链的强健和柔韧，否则就会产生后背疼痛、体姿不良、肩膀下垂、腿部发紧，甚至坐起都非常困难等各种问题。

如果大肌肉链断裂，无论是因为肌肉僵硬还是由于损伤导致，通常都会造成全身肌肉不平衡，产生疼痛。弯腰驼背、背部疼痛、关节炎，还有易发生损伤等，这些都是肌肉不平衡显而易见的体现。想要免受疼痛的折磨，能活动自由，保持青春活力，就要进行能使全身肌肉恢复平衡的锻炼，包括力量训练和柔韧训练，这两方面同等重要，哪一个都不容忽略。

既然我们已经知道了问题的关键所在，现在就来看看如何提高我们的柔韧性吧。

离心收缩拉伸训练如何提高我们的柔韧性

我们可以将整个身体视为一个由各具功能的肌肉群组成的集合体，各肌肉群的作用力相同，方向相反。身体肌肉群以特定方式排列，每组肌肉群又是成双相对存在的，当一块肌肉收缩变短时，另一块肌肉则舒展变长。例如当你抬腿时，就是一组肌肉群收缩，与其相对的另一组伸展，肌肉缩短与伸展的幅度相等，动作协调一致，这样你抬腿的动作才能得以完成。离心收缩拉伸训练，就是让肌肉持续不断地进行缩短——拉长的交替运动，确保在加强肌肉群力量的同时，也能拉长肌肉群，将其伸展开。

拉伸，顾名思义，就是轻柔地提拉关节周围的肌肉，从而增加关节腔的空间。静态拉伸只能做到提拉某一组肌肉（如腘绳肌），却照顾不到其周围的肌肉，如大腿肌肉和臀大肌等。但实际上我们走路时，却需要所有这些肌肉协调一致地工作。你可能整天都在拉伸腘绳肌，没有让其他部位的肌肉得到充分的伸展，一段时间后，你的肌肉就会失去柔韧性。关节活动度受肌肉柔韧性的限制，柔韧性越差，关节活动度越小。

因此，我们进行离心收缩拉伸训练，是要促使关节周围的所有肌肉都能得到拉伸。这些肌肉形状各异，有长的、短的、扁平的、宽的、三角形的，甚至还有无规则的。但无论是什么样的肌肉，我们都应让它们参与进来，这样才能使拉伸锻炼奏效。

关节周围的肌肉排列决定肌肉的拉动方向。例如，膝关节，这是一种铰链关节，前后摆动，是因为膝关节两边的肌肉——腘绳肌和股四头肌是前后摆动的，而且力量和柔韧性均等，这样关节才能保持平衡。离心收缩拉伸这种平衡全身肌肉的运动方法还有一些附加值。

（1）使关节的活动度增大。在我们进行拉伸运动过程中，同时也转动着关节，这样也就带动了关节周围的肌肉，它们也跟着一起活动，而普通的静态拉伸这些肌肉往往被忽略，得不到运动。离心收缩拉伸的这种带动作用既能保持关节的平衡，也能帮助缓解消除疼痛。

（2）加强功能性锻炼的作用。离心收缩拉伸整套动作都是尽量模仿贴近我们在日常生活中经常性的身体活动，无论是伸胳膊去够高处的物品，还是扭转身体向我们身后的朋友挥手，抑或是弯腰抱孩子或搬起装满了刚买的日杂袋子等。要知道身体在进行这些日常活动时，能调动各个肌肉，而普通拉伸往往做不到这一点。这套练习动作还能帮助你日后做起家务来效率更高。

（3）加强身心意识。离心收缩拉伸每个动作的设计都依照肌肉链持续不断地循环往复的自然运动，这样你做起来轻松容易，自然流畅，感觉舒适。这套动作与身体本能想做的动作非常切合，同时也与身体自然的运动方式非常吻合。

虽说这套动作细致入微，但当你做完后，你会有放松、惬意的感觉。

（4）加强身体内最薄弱环节。我们循着肌肉链自然运动的方式进行锻炼，身心都能获益，这是肯定的。如果肌肉链上的某一块肌肉出了问题，变得软弱无力或者特别紧张，或是与其他肌肉不平衡，那么整条肌肉链必然会受影响。这就是为什么脚受伤，会引发髋部问题；胳膊受伤，会导致肩膀问题。如果希望自己能精神饱满地投入工作生活，我们必须使全身肌肉保持平衡。

如何评估我们身体的柔韧性

绝大多数人在开始进行离心收缩拉伸训练时，都希望知道自己身体柔韧性能有多大变化。无论大小，人身体本身都具有一定的柔韧性。也就是说，每个人的情况不可能一样。如果你之前弯腰从未能摸到过脚趾，你也别指望忽然间能弯得像个圈圈饼。一般人通过进行诸如离心收缩拉伸的训练后，与之前相比身体灵活性可提高60%～70%，肌肉柔韧性提高25%。

我们在这里所说的肌肉包括：

（1）骼肌组织。由数百万肌纤维蛋白组成的骨骼肌纤维集结成肌束，再由许多肌束组成肌肉（骨骼肌将线粒体中的三磷酸腺苷转化成能量）。

（2）肌腱。将骨骼肌附着于骨骼上的纤维结缔组织。

每个人肌肉潜在的柔韧性各不相同，所以通常的肌肉柔韧性水平测试并不能真正判断出你的肌肉潜在的柔韧性。你的骨骼肌和肌腱的比例决定了你的肌肉潜在柔韧性与他人的区别。

肌腱不易弯曲，而肌肉则柔软易曲。骨骼肌可以缩短约25%，也可以被拉长60%～75%。而肌腱却不同，这种纤维结缔组织，它的柔韧程度非常有限（我们在第四章讨论过，其仅能有4%～6%的变化）。

我们让教练员运用我们称之为"最佳空挡"的方法来帮助学员测试他们的柔韧性。"最佳空挡"是指在运动刚开始时的空点或中立点。当你刚一开始运动，你的肌肉就会缩短或是伸长，这个长或短的变化相较于之后你进行任何大幅度运动，更能准确显示你的柔韧水平。

在判断潜在的柔韧性时，我们必须考虑到肌腱和肌肉的长度比例。每个人的这个比例不同，有的相对较低，有的则较高。你的肌肉长度与肌腱长度之差越大，你的潜在柔韧性越好。如果你的运动幅度小，你可以猜想到是自己的肌腱较长，肌肉较短。如果你的实际情况果真如此，很不幸你的柔韧性可能永远达不到最理想状态，但却可以有显著的改善。如果你在"最佳空挡"位置时，能展现出不一般的运动幅度，你可以认为自己的肌肉长度与肌腱长度之差很大，你再通过离心收缩拉伸训练后，那么你的柔韧性的改善会很了得。

"最佳空挡"依赖于几个因素，包括：

·基因。

·年龄。

·健康状况。

·肌腱—肌肉长度比例。

·之前的训练方式。

说来有些遗憾，人天生的肌腱—肌肉长度比例，任何柔韧性训练也改变不了。但是只要坚持按照我们的柔韧性锻炼方法进行训练，虽说或许你成不了体操运动员或者芭蕾舞演员，但你的柔韧性绝对可以得到最大限度地改善。坚持几个月后，你的关节活动度会有令人惊叹的增加，这种改善有着非凡的意义。

有时候我们的肌肉僵硬，浑身疼痛，身体柔韧性差，这些情况并不是起因于肌肉或肌腱，而是因为我们身体的筋膜出现了问题。值得庆幸的是，离心收缩拉伸训练可以帮助我们解决这方面的问题。

通过离心收缩拉伸训练调整筋膜

我们在第四章中谈到过筋膜，就是我称之为"油浴"那部分。可以说离心收缩拉伸最令人高兴的附加效益之一就是可以很有效地调整失调的筋膜。当我们的筋膜出现了问题，我们通过进行这一整套拉伸动作的锻炼，会收到极好的改善效果。

身体的筋膜分为浅筋膜和深筋膜两种，它们的厚度和大小各不相同。筋膜是富有弹性、柔韧性的胶原纤维组织，其内含有脂肪。有时我们可以把筋膜形容为透明的外套，它包被着每块肌肉以及肌群组织，如从后脖颈直至肩膀，从股四头肌直至后背靠下处等肌肉群，起到支撑和保护的作用。最大的筋膜之一是从膝部延伸到髋部，就像我们的裤子一样，这条"筋膜裤子"的膝处附近较厚，膝盖往上大腿和髋部较薄一些，到了骨盆附近又变得厚一些。

我们或许有过这种经历：穿毛衣时，如果袖子拧巴着肯定会感到别别扭扭，很不舒服，要是不把它弄顺溜了，都没法集中精力做事。同样常被我们称为肌肉"套"的筋膜，有时它会"扭曲着，皱巴巴的"，这会影响肌肉，使其受到挤压，导致炎症和疼痛的发生。

当我们长期遭受后背疼痛、膝盖疼痛的折磨时，却经常搞不清究竟是筋膜疼痛还是肌肉损伤。筋膜也是很多大神经的入口点，这就加剧了潜在的疼痛。我们缓解疼痛的通常办法，如热敷、冷敷，甚至服用止痛片都不起作用。只有将拧巴的筋膜拉直了，才不会挤压肌肉，疼痛才会消除。

我们在做离心收缩拉伸时，关节会伸展和扭转，这种伸展扭转有助于将皱巴巴的筋膜拉直。有时只要做些简单的关节活动就能让筋膜复位。筋膜平展后，肌肉也就被放开，疼痛随之解除。

　　有一个特殊情况就是当筋膜受到创伤后会形成瘢痕，但身体瘢痕的形成原因不仅限于此。我们全身上下有各种或大或小的瘢痕、组织粘连，而且它们会随着我们年龄的增长逐渐积累。瘢痕会让我们有衰老的感觉。好在轻柔舒缓的运动对于这个问题的解决很有帮助。

瘢痕的修复

　　我们说到瘢痕时通常想到的是肉眼能看到的皮肤表面的瘢痕，而没考虑到我们身体内的瘢痕。其实相当多的人身体内的瘢痕比体表能看得见的瘢痕多，这是因为平时我们难免被撞击、磕碰而产生肿块、瘀青、擦伤等，再加之外科手术后也会留下瘢痕，时间长了，身体内就积存了很多瘢痕。这些长年累月留下的瘢痕也是促使我们衰老的原因之一，因为这些瘢痕会限制我们的活动，引起全身肌肉不平衡（受伤后我们会对受伤部位格外呵护，避免此部位运动），还会使人浑身僵硬，遭受各种慢性疼痛的折磨。

　　当身体出血时，无论是体表出血，还是体内出血，都要及时止住，创口两边的软组织为阻止血液流出会紧密地结合在一起，这样就形成了瘢痕。努力抵御衰老，我们首先要明白瘢痕组织是一种细胞萎缩的体现形式。

　　我们可能有过被刀割伤的经历，皮肤割伤后就会有血从伤口流出，随后通常还会看到伤口周围有清且发白的液体流出，这种液体实际上是身体免疫系统分泌的。几分钟后液体就会凝固结痂，血液不再流出。结痂凸起，最终会脱落，之后留下暗淡的薄薄的瘢痕。

为了搞清楚瘢痕是怎样阻碍我们身体运动的，我们就要明白自己身体的纤维组织是如何进行工作的。身体组织纤维的走向都是朝着同一个方向，就像一块布料中的每根线一样。你想撕开一块布，沿着线的纹路，一下子就能将布从头到尾撕开。若将两块布结实地缝合在一起，就要在连接处密密地穿针引线，接缝处会很厚实且凸起。这时如果你从接缝处的一边撕开这块布，到接缝处布就撕不开了，因为接缝另一边受到接缝的阻碍。

我们身体组织的工作原理与此类似，身体的瘢痕会阻碍肌肉或皮肤组织的运动。比如当你将有瘢痕的胳膊举过头顶，会有被撕扯的感觉，这是肌肉运动的传递被瘢痕阻挡，瘢痕另一端的肌肉不能动弹。瘢痕的阻碍程度与其大小有关，有些甚至会阻碍我们全身重要肌肉链的运动。

像皮肤、肌肉这类的身体软组织都是由细胞形成的非常薄的组织，层层叠加，从而形成致密厚实的组织层。当皮肤被割伤时，实际上是数百层的细胞受伤。每层细胞组织间会分泌润滑液防止粘连。

身体发生损伤后有很强的自我修复能力，堪称世界上最棒的医疗团队。当我们受伤后，血小板首当其冲，目标明确——阻止流血。因为任何创口都会产生细菌，会通过血流进入身体主要器官，所以需要白细胞的参与。

为了尽快使伤口愈合，身体的免疫系统也投入紧张工作，与血小板通力合作阻止流血。身体做这些工作的目的只是为止住流血，但它没有办法做到完美，不留任何痕迹。无论是意外受伤还是手术，受到创伤的皮肤或肌肉各细胞组织层就会形成瘢痕将伤口封住并且黏结在一起。这个过程的负面效果就是各细胞层都会黏合在一起，结果使得皮肤褶皱隆起，也使瘢痕两边的肌肉运动受到限制。医生常会建议病人手术后不久采用物理疗法来预防细胞层粘连。但是很多人并没有意识到防止细胞层粘连的重要性，而忽视了医生的建议（我就有切身体会，很后悔当时没听医生的话，现在我的腰部就有一块无法正常活动的瘢痕）。所以说瘢痕组织会导致我们的关节活动度减小，身体运动受限。

日常生活中我们身体内部不时会有拉扯、撕裂等一些情况发生，我们看到的体表瘀青就是内出血的迹象。瘀青的自我修复过程与体外创口的修复完全一样——白细胞冲出来施救，血小板将伤口封住，结果伤口是愈合了，但却留下硬硬的疤。瘀青实际上就是在伤口没有愈合前流出的血形成的。

在我们漫长的一生中，身体会时不时地遭受轻微撕裂、割伤、挫伤：被桌子磕碰、被没注意到的物体绊倒、做饭时手被割伤、运动时摔跤等，这些都是常有的事。小事故不可避免，而每次的磕碰造成瘀青都会留下瘢痕。长年累月，我们的身体内部就会积累相当多的瘢痕。如果这些多余的瘢痕组织不被消除，我们的身体就会变得非常僵硬。怎么办？锻炼！锻炼可以使这些瘢痕组织变得柔软。

有些模仿动物动作的运动，如像猫那样弓背或去够天花板，做起来缓缓的，让人感觉舒适。这些运动最有助于消除瘢痕组织。这些拉伸运动非常简单，根本无须教练指导，但要想取得最佳效果，我们需要长期坚持进行。

另一个帮助修复瘢痕的方法就是按摩。按摩瘢痕周围，有助于让粘连在一起的组织层散开。按摩进行得越早，组织层就越不容易粘连，所以医生都建议手术后或创伤发生后要进行轻柔按摩。

不过对于体内的瘢痕，再专业的按摩师手法也只能深及肌肉。但我们可以做些轻柔的旋转、扭动、转体运动。这种转动身体的运动可以让体内的瘢痕组织变得松弛、平坦，使纠结在一起的肌肉摆脱束缚。

这里我要以我的客户的遭遇提醒那些做了大手术后没有进行锻炼的人：我有些客户在接受了外科手术（其中有腹部、膝盖、脚踝以及脊柱等手术）几年后因为无法忍受浑身疼痛找到我。他们手术后几年内既没有按照医嘱进行理疗，也没进行锻炼。不出所料，这些人手术后体内形成的瘢痕阻碍了他们的运动，最终导致他们全身产生不同程度的疼痛。

任何年龄段的人，无论是15岁还是89岁，都有可能发生萎缩症状。相较于新损伤而言，瘢痕越老越不易治愈，它会越来越牢固。尽管如此，我们依然有办法帮助修复旧的损伤。在2012年，佛蒙特大学综合健康研究项目组的海琳·朗之万博士（她也是矫形康复与神经学教授），发表了由国家健康研究院资助的三个项目的初步研究结果。这些研究很有突破性，拓展了有关运用动态拉伸运动预防和治疗损伤和疼痛的研究。

朗之万博士的研究证明，动态拉伸运动是全方位的运动，可以有效地调整身体结缔组织，改善其紧张度。结缔组织状态改善后，我们身体的各种不适也会缓解，例如疼痛感会减小。动态可动范围拉伸与经典拉伸、离心收缩拉伸以及太极运动中的拉伸相同。该研究解释了为什么很多人进行了离心收缩拉伸运动后疼痛感减小，甚至完全消失，它给遭受后背疼痛的患者、运动员等带来了全新的希望，也让从事物理治疗的人员有了突破性的新方法。

乳腺癌与瘢痕组织

我在50岁时被查出患了乳腺癌，然后进行了手术治疗。之后我所遭遇的最大困扰是腋窝下淋巴结被切除后聚集的瘢痕，那时哪怕是把胳膊仅仅抬到肩膀的高度我都觉得非常困难，因为动一动都会牵扯腋下的瘢痕。我很担心如果用力过猛，伤口或许会裂开，所以每当胳膊抬到肩膀高度，瘢痕处一有被撕扯的感觉时，就赶紧停止动作，放下胳膊。就这样，很快仅仅是抬胳膊到肩膀高度这个动作都会令我痛苦万分。

幸运的是，我得到了皇家维多利亚医院的医生和护士们的很多鼓励，并听从了他们的建议，这才渡过难关。虽然还要忍受疼痛，身体活动也会受到一定限制，但还是能做些力所能及的工作了。他们告诉我，只要小心一点，瘢痕组织是不会被撕裂的，伤口损伤也不会加剧。明确了这一点，也就消除了我的一大担忧。按照他们的建议并在他们给定的限度内进行活动，八周后，我的胳膊又能进行全方位的活动了。但是那种撕扯和僵硬的感觉在伴随我长达10多年后，才逐渐消失。即便时至今日，每次我将胳膊举过头顶的时候（要知道这是我的健身项目的基本动作），依然会有那种稍纵即逝的轻微疼痛感。

我意识到，如果给予那些接受了乳腺癌手术患者的简单指导是连我这样的健身专家理解起来都有困难的话，那必然会使太多的普通妇女产生类似的困惑。在皇家维多利亚医院和诺华公司的大力支持下，我创建了一套完整的适合于乳腺癌患者康复的健身方法，并在我的网站上发布。任何经历过乳腺癌手术的人均可以免费获取。

一旦全面地认清了问题实质，我就开始了痛苦的康复练习，但心里还是充满希望的。14年后的今天，每次我在将胳膊举过头顶时，都会有丝丝的疼痛感，但我仍坚持继续拉伸，也就几秒钟后，那种撕扯的感觉就消失了。身上的瘢痕或许会伴我终生，但现在胳膊以及全身可以不受限制地活动，对此我永存感激。

任何时候，只要我们的运动能力受到影响，就存在萎缩的风险。也就是说，如果我们不主动锻炼，让瘢痕（无论是皮肤层面上的还是肌肉层面上的）周围的组织活动起来，瘢痕就很可能引发萎缩。值得庆幸的是，能起到消除瘢痕作用的运动最简单易行，我们只要经常锻炼就可以摆脱这种困扰。

离心收缩拉伸可以帮助我们消除疼痛，增加身体的柔韧性，这方面内容我们已经谈了很多。但是要知道离心收缩拉伸还有一个同样重要的作用——在舒展我们身体的同时，还能使我们的身体力量得到加强。接下来我们就来了解一下如何增强身体的力量，如何同时提高我们身体具有抗衰老功能的细胞——线粒体的数目及其功能。

CHAPTER 6

第六章　利用肌肉的力量 增强体力和耐力

　　肌肉保持着我们的健康和活力，在这方面它功不可没。它塑造了我们的身体，控制着我们的体重，给我们提供能量；并且，身体其他的主要系统是在肌肉系统和谐有序的配合下才正常有效地发挥着其应有的作用。肌肉有如此之多的工作要做，对我们的重要性不言而喻，因此我们理应善待、细心呵护肌肉系统。

　　肌肉和骨骼组成了我们身体的框架结构。我们的很多特征是由基因决定的，如骨骼形状，与生俱来的身体基本形态，还有身高等，这些我们既无法控制，也无法改变，更由不得自由选择。相比之下，对于肌肉，我们却有选择权——我们既可以下一番功夫，使其精干健硕，柔韧灵活；也可以对肌肉完全不理不睬，任其变得松软无力。这两种选择完全取决于我们自己。可以明确的是，花上数小时在健身房汗流浃背地训练绝不是锻炼肌肉的最佳方法；相反，尽量模拟身体平时本能的活动方式，才是使肌肉健康有力、柔韧舒展的最佳方法。身体本能的运动方式是加强身体的每一块肌肉，阻止身体衰老进程的最有效途径，离心收缩拉伸运动的设计就是受到身体本能运动方式的启发。

"曾经的运动"最利于健康

强壮有力、富有弹性、柔韧的肌肉对于我们非常重要，尤其是我们在醒着的时候进行各种活动，更是离不开肌肉的支持。我们需要足够灵活有力的臂膀、双手来做各种日常事务：开门、整理家务、穿衣脱衣、和自己可爱的小孩儿一起玩接抛球、伸手去够碗柜高处的物品、敲击计算机键盘等。之所以能完成这些日常生活基本活动，都有赖于我们的肌肉，没有肌肉我们无法做任何事情。

身体的每一个部件都有各自的功能，都有其存在的意义，没有一个是多余无用的摆设。我们有责任确保每一个部件的健康，维护其正常的功能。不进行全身的锻炼，身体的某些肌肉就总也得不到锻炼。得不到锻炼的肌肉会逐渐变得脆弱易受伤，最终萎缩。有关老年学的研究结果表明，锻炼不仅能增强我们的身体力量，还能减少细胞氧化程度，改善失调的线粒体功能。要知道，细胞氧化和线粒体功能失调是加速衰老进程的两个重要因素。

如果我们观察那些在公园或操场上玩耍的孩子，会看到他们在进行各种活动时，身体各个部位都会参与进来。在玩"捉人"游戏时，为了避免被捉住，他们会随时转变方向跑动。在这个过程中，全身大部分肌肉，从心脏到臂膀、腰部、大腿，乃至双脚，都自然而然被调动起来，当他们转头或转身时还要弯曲转动脊柱。所以说，"捉人"这个游戏可以刺激孩子骨骼生长，促进肌肉发育。还记得我们儿时常玩的跷跷板游戏吗？在压跷跷板时，需要双脚、双膝以及髋部协调一致进行配合——多么令人惊异的配合！还有我们曾经喜爱的荡秋千游戏。荡秋千时，为了能驱使秋千越荡越高，站在秋千上的人要不停地曲膝，身体不停地向前倾，向后仰，在这期间，肩部关节以最大活动度运动着，同时腹部和脊柱肌肉也得到了很好的加强。孩子们在玩耍中不停地跑跳、屈膝、弯腰、扭动身体，不断变化的动作刺激、拉伸着身体每一块肌肉和每一个关节。

　　而对于我们成年人来说，平时做家务就是锻炼全身肌肉组织的机会，当然了，前提条件是要爱做家务。我们在整理床铺时需要向前屈身，这个动作会调动腹部和脊柱肌肉；擦玻璃时需要动用肩膀、脊柱和腰部肌肉；拖地板时需要来回拎装着水的水桶，此时肩膀、手臂以及手部都要用力；当挪动家具，推很重的物体时，髋部、脊柱和肩膀的肌肉都会贡献出巨大的力量；再有，当我们擦拭窗框顶部的灰尘时，脊柱肌肉就得到了伸展。所以说我们在做着这些日常家务的同时，也是在锻炼全身的肌肉，使全身从头到脚的肌肉在此过程中都得到了平衡和加强。

　　但如今我们的现实情况不容乐观，太多的人几乎不再做什么家务了，即使做，也似蜻蜓点水，不足以使身体从中受益。大多数的家庭中都有了各种节省力气的机器设备，而且这些机器设备越来越精良，越来越人性化。何止是省了力气，实际上完全替代了我们大部分的劳动。我们既无须自己去拖地，也无须经常爬上爬下，挪动家具了。这种情况对我们而言真的是好事吗？既然现在我们明白了那些日常家务活动对身体有着非同一般的益处，不妨在平时的身体锻炼中模拟一下做家务的动作，将家务活动的理念融入锻炼方法中。

这种模拟日常活动的连续运动，能使全身的肌肉组织在短时间内得到更好的锻炼。而这种运动实际上有个专门名称：等张运动。我设计的这套离心收缩拉伸运动，就是模仿日常活动，以及一些我们熟悉的动作，然后对这些动作进行了科学的编排和组合。运用这套动作进行锻炼，我们全身六百多块肌肉在较短的时间内都能得到有效的拉伸和加强。

每日运动中的科学

尽管这些每日进行的运动看似简单，实际上它们却包含了上百个微小的运动。例如模拟擦桌子这一日常活动就是一个比较不错的等张运动。这一运动要求我们的肩膀、腹部和后背肌肉都参与进来，同时还离不开腰部肌肉的运动。现在我们就来进一步了解一下有关这些运动的科学术语，弄明白这些运动为什么能强化我们的身体，其中有着怎样的科学道理。

等张收缩

等张收缩的字面意思是收缩过程中张力相等。运动科学所说的等张收缩指的是肌肉收缩时无论其长度缩短还是变长，张力都保持不变。将物体从桌子上举起，或者走路、跑步等，这些动作都涉及肌肉的等张收缩。当我们在健身房用哑铃完成某些训练时，需要将哑铃从地面举起，这时肌肉也发生了等张收缩。举哑铃时，哑铃是肌肉张力的外加阻力，哑铃重量恒定不变。如果你选了10千克重的哑铃，无论用它进行什么训练，其重量将永远都是10千克。外加阻力不变，肌肉张力也一样保持不变。

进行离心收缩拉伸训练时，阻力不是来自哑铃之类的任何外加负荷，而是你自身恒定不变的体重。在整个训练过程中，我们要不停地运动，此时肌肉张力与自身体重产生的阻力相抗衡，而体重在此期间不会改变，即阻力恒定不变。假如你的腿重约10千克，那么无论你是抬腿还是做其他什么动作，其重量永远是10千克。阻力——腿的重量不变，肌肉张力也不变。

向心收缩

肌肉用力时长度缩短就是向心收缩，又称为积极性收缩。向心收缩时也可使关节角度变小。我们弯曲臂肘举重物，这时肱二头肌会卷曲缩短，这就是向心收缩运动。

肌肉无论承受何种程度的负荷，都会蓄积力量做出反应。在我们进行举重、跑步、网球、冰球、壁球、棒球、足球等运动时，大多数动作都是靠弯曲关节才能完成的。我们不断地弯曲膝盖和臂肘，以此产生做这些动作所需的力量，同时拉动肌肉向身体中心聚集而形成向心收缩。所以在这些运动中肌肉总是在进行向心（缩短）收缩运动，久而久之就会练出庞大粗壮的肌肉块。

离心收缩

当肌肉伸展并拉长就是在进行离心收缩。比如我们从高处把一个很重的食品杂货袋子拎下来放到地面上,做这一动作时臂肘要伸直,肱二头肌则拉长,从而完成了一个离心收缩运动。虽说把重物放低时肱二头肌被拉长,但它依然处于收缩状态,所以说,离心收缩也被称为退让性收缩或者消极性收缩。

我们所有的运动都发源于肌动蛋白丝。肌动蛋白丝是组成肌肉的主要物质,数百万肌动蛋白丝组成肌纤维,大量的肌纤维束在一起就形成了肌肉组织。当肌动蛋白丝受力或者被拉长时,就会一起滑动,或聚集(缩短)或散开(伸长)。我们在进行拉伸运动时,传达给肌动蛋白丝一个矛盾的或者说是互为相反的信息,一个是要求它们缩短(聚集),而另一个则要求它们伸长(散开),这样就形成了一种拔河效应。精干有力的肌肉就是在肌动蛋白丝不断地进行着的这种"拔河"运动中逐渐练就出的。

在进行离心收缩拉伸运动过程中,我们时刻都保持着伸展的状态,又抻胳膊又拉腿,使它们尽最大可能地向外伸展。在这个过程中身体肌肉要进行两种运动:一个是缩短,一个是伸长,这也就形成了肌肉的缩短——伸长"拔河"运动。我们都曾玩过拔河游戏,在进行拔河比赛时,为了赢得比赛,每个人都会拼尽全力,因而身体肌肉常常会在刚开始时就发颤。同样,离心收缩拉伸运动的初学者在刚开始训练时,肌肉要完成缩短——伸长的"拔河"运动,还要借助一条弹力带施加较重的外力,这样肌肉难免会颤抖,这是正常现象。我们要坚持下去,肌肉会逐步适应，逐步加强，待其足够强壮，能保持得住我们伸展的姿势时，肌肉也就不会再颤抖了。

拉伸训练会产生什么效果呢？我们看看那些芭蕾舞演员就知道了，他们的身形看起来都那么的纤细修长、线条分明，而他们的身体也让人感觉很有力量。很多人来加入我们团队，都是希望自己的身体也能像芭蕾舞演员那样既纤瘦又有力量。这也正是我们设计这套运动的目的之一——帮助人们实现拥有完美身材的夙愿。

很显然，拉伸训练可以让我们多方面受益。但是，静态运动对身体却有很大危害，为什么呢？

一成不变的姿势伤及身体

日常生活中我们要进行各种活动，每个动作之间的转换都应自然流畅，前后两个动作要无缝衔接，不会出现中间无故停止，保持某一姿势不变的情况。我们不是机器人，也不应该让自己的动作像个机器人，特别是在锻炼过程中。

我们也不应该强迫自己保持一个姿势长时间不变。能够做到长时间平稳到位地保持同一姿势，必须经过很长时间的训练，付出巨大的努力。那些高水平的运动员和芭蕾舞演员之所以能做出完美的动作，而且能持续稳定地保持一个姿势，都是他们从小就坚持每天数小时刻苦训练的结果。举个例子，著名的芭蕾舞剧《天鹅湖》，其中有一段是王子和奥吉莉娅共舞，要求群舞演员保持某一姿势不变，这无疑对演员的功力最具挑战性。我有切身感受，在跳《天鹅湖》时，我可以一连3个小时不停地跳，但感觉最困难的却是总要保持那些不变的姿势。

保持姿势所需要的力量远远超出我们的想象，而且还能导致身体其他部位不平衡。练习控制停顿，这对于运动员而言很重要，但对于常人而言做起来却非常困难，而且风险很大。保持一个姿势稳定需要身体付出较大的力量，这就给肌肉带来了巨大的压力，会导致或引发肌肉疼痛和损伤。例如，腕管综合征、网球肘以及后背疼痛等，这些都是肌肉受压引起的损伤，这些症状在练习瑜伽的人群中最常见。

我们的拉伸训练特别注重力量训练和伸展训练并举，这样的训练效果最佳。训练者在训练时身体不间断地运动，肌肉会被不停地反复拉伸到最大位置，也不会受到挤压，其柔韧性经过每一次拉伸都能达到一个最大值，然后在此基础上加大拉伸后又达到下一个最大值。肌肉的柔韧性就是这样在我们进行离心收缩拉伸过程中一点点地增加。离心收缩拉伸之所以能在加强肌肉的同时，也锻炼了肌肉的柔韧性，是因为在此过程中运动是不停歇的。

进行任何运动都需要我们付出一定的力量，哪怕是只活动一下小指头，也得付出微小的力量。如果某一运动项目是要求连续不断地进行，那么肌肉必然会在此过程中得到加强；而在此过程中，肌肉是在被拉伸到最大位置的状态下得到加强的，这就是离心收缩拉伸运动之关键所在。

肌肉的力量与柔韧——一道对开的"推拉门"

肌肉由无数的肌细胞组成。单个肌细胞的力量微乎其微，但是当无数的肌细胞结合在一起后就会产生巨大的力量。肌细胞中含有大量的丝状纤维，我们的每个运动都是它们或聚集或散开的结果。就像一道对开的推拉门一样，肌细胞内的丝状纤维聚集时，肌肉收缩；散开时，肌肉伸展。

在肌纤维聚集或散开的过程中有一个问题非常值得关注。具体来说就是，肌肉收缩产生运动，肌肉放松则结束运动，这也是所有运动的规律。当肌肉收缩时，也就是肌纤维在向一起聚拢；运动结束后肌纤维自动散开。我们知道，在关闭对开的推拉门时，两扇门碰到一起后会停下来，不再继续按各自的方向向前滑动；将它们打开时，两扇门则是在到达各自预先固定的位置后就不再滑动了。同样，我们的肌肉无论是聚拢还是散开，其滑动也都有预先设定的限度，聚拢或散开一旦达到其限度，肌纤维的滑动就会停止。如果滑动超出这个限度，就会产生我们所说的肌肉撕裂，这就是应引起我们注意的问题。

每块肌肉都可以在其滑动限度内或聚拢或散开地滑动，聚拢时长度缩短，最多能缩短25%；散开时长度伸长，最大伸长75%。大多数人只利用了肌肉这种伸缩性的30%～40%，因为完成日常活动并不需要我们用最大力气，也不要求肌肉具有最大限度的柔韧性。

相较于普通人而言，运动员、舞蹈演员以及健身爱好者都需要充分利用肌肉的运动限度。芭蕾舞演员做劈腿姿势时，其髋部运动绝对要做到极致的程度；当举重运动员将67.5千克杠铃举过头顶的那一刻，他的肌肉可能会被最大限度地压缩。尽管这些例子都比较极端，但恰恰说明了一个重要的事实：我们的日常活动对身体的要求与身体的极限相差很大。

我们身体有其自身的内在力量和活动限度。要想保持体姿良好，保持身体能量水平，避免疼痛的发生，就要让全身所有肌肉运动起来，并达到一定的活动度，最起码也要维持在其自身活动限度的50%～70%。我们需要肌肉既收缩自如，又富有弹性。如果单个肌细胞无法运动，那么不用说，肌肉运动自然也会受阻。而如我们之前已探讨所知，身体缺乏运动会导致细胞不可逆的萎缩和死亡。

为了减慢衰老速度，逆转衰老进程，我们需要保持肌肉的力量性和柔韧性。这也就意味着在锻炼过程中，我们必须做到力量训练和柔韧性训练并举。只进行单一的力量训练，肌细胞只会向着聚拢的方向滑动，而若只单一地训练柔韧性，肌细胞则只会向散开的方向滑动。如果锻炼时将二者相结合，进行均等的、动态的力量和柔韧性训练，我们的身体就会获得并且保持足够大的活动度，这样，我们就会感觉身体轻松舒适，总是充满青春活力。

地球引力

我们必须与之抗衡的另一个衰老因素是地球引力。随着我们日渐变老，身体细胞也在一点点地衰弱，地球引力的影响越加明显，身体显现出松弛疲软。虽然地球引力持续不断地把我们往下拽，但我们可以有意识地向上提升自己的身体，以抵消引力的下行压力。如果我们不进行提升运动，那么身体的衰老和萎缩进程将会更快。逆转肌肉松弛和萎缩的一个最简单且行之有效的方法，就是把我们的胳膊举过头顶，这个锻炼对脊柱和躯干部位的肌肉尤为有效。

人体六百多块肌肉的运动方向和模式各不相同：有垂直的，有水平的，还有斜向的。垂直方向的肌肉因受地球引力的影响，是我们身体下坠和松弛的主要原因，所以我们需要向上提拉这个方向的肌肉。身体躯干和脊柱部位的肌肉是最大的垂直肌肉，因此我们每次将胳膊举过头顶其实都是在锻炼这些肌肉，这样能保持它们的长度，帮助它们与地球引力抗衡。

如果我们对垂直方向的肌肉不进行最大限度的拉长和加强，它们就会逐渐缩短，并且会就此一直萎缩下去。人体是一部高效能机器，它常常会认为得不到利用的细胞是无用的，因而会舍弃它们。那些被舍弃的细胞会逐渐衰弱、萎缩乃至死亡。当这种情况进一步发展时，肌肉用力会愈发紧张，渐渐变得僵硬，进而使关节受到压迫。除非进行锻炼，而且是让肌肉达到最大活动限度的锻炼，否则我们面临的将是弯腰驼背、肩膀下垂、体乏无力，甚至患上脊柱关节炎等疾病。采用拉长脊柱肌肉的锻炼方式，如举臂去够天花板，则完全可以预防和阻止萎缩等不良后果的发生。

我们的方法非常简单，但是很多人却总认为锻炼方法越是复杂才越有效果，所以对这种方法的有效性甚是怀疑。那就先来试着做做这么一个练习吧：将一只手臂向上伸达到极限，放下，再举起，再放下，轮流进行32次；然后换另一只手臂同样进行32次，这样轮换进行持续5分钟，并且每天都坚持做。过一段时间后你收到的效果是：无论是看起来还是自我感觉都更年轻了，而且身姿也会变得比以前挺拔。

其他健身方法

说到其他运动形式或健身方法，很少有能做到完全调动、调整全身六百多块肌肉的，也正是这个原因，我创建了离心收缩拉伸运动项目。记得当初太极运动也曾是我的首选，因为太极也是一项能锻炼全身的运动。但是当时参加培训班时，我发现如果缺一次课，下次去时就很难再跟上培训班的节奏了。因为太极运动是一套连贯动作，每次培训课都会教授新的内容。而我那时因为工作繁忙，缺课是常有的事儿。于是我便琢磨是否有一种运动形式，既与太极运动一样令人享受，又非常简单轻松，什么人都能做。基于这个想法和目的，我们的离心收缩拉伸运动项目应运而生。

通常，大多数人喜欢的运动形式是走路、跑步、力量训练、瑜伽、普拉提、滑雪、游泳、打网球等，所有这些运动都能给我们带来乐趣。但是不容否认，这些运动也往往存在很多弊端，如会损伤我们的关节，导致身体长期疼痛，又因为它们只是锻炼身体局部肌肉，久而久之会造成全身肌肉不平衡。

我给大家的建议是：要做个明智而理性的锻炼者，如果你热爱上述运动，也可以坚持下去。无论是日常运动还是定期平衡训练，只要在你一天的运动日程中可以很好地锻炼肌肉就可以了。

力量与耐力

如果一个人做每个动作都显得非常吃力，甚至连日常的基本活动都难以完成，那还有什么能比这更揭示出他在衰老呢？行动迟缓的人，他们无论是收拾桌上的碗筷，上下楼梯，从沙发上起身，还是从车里出来等，动作都极为缓慢，所以任何行动敏捷的人都知道和这些人在一起时要有极大的耐心。行动缓慢是衰老的一个自然信号，但是人还没到老年时行动就变得迟缓并不意味着身体就此开始衰老，这种局面是可以轻松逆转的。

之所以我们现在行动变得不敏捷，再简单不过的事情做起来都很费劲，都是因为我们的身体缺乏力量，既缺乏体力，也缺乏耐力。若想轻松自在地完成日常事务，拥有体力和耐力是前提条件。身体有多大力气，可以通过能举起的重量来测试，而身体耐力的测试则可以看运动所持续的时间。身体有力量，我们才能搬举重物，哪怕是从沙发上起身这个最为简单的动作也是需要一定体力的；身体有耐力，最起码走5分钟的路你不会感觉到累，如果耐力超好则可以去跑马拉松以及进行远足。

相对来说增强力量和耐力并不难，也能比较快，而且在任何年龄段都可以。力量和耐力均属于"力量家族"，所以要改善它们必须进行力量训练。拎举一个装满食品日杂的重袋子所需要的力量与职业棒球运动员完成一个本垒打所需要的力量是不一样的；将放在车子后备厢里所购的日杂物品从停车场拎到家里所需的耐力也不同于跑马拉松所需的耐力。但增强身体力量和耐力的基本指导思想是一样的。对于普通人而言，锻炼身体的力量和耐力，是为了能积极快乐地过着正常的生活，所以并不需要像专业运动员那样进行高强度的训练，恰恰是将锻炼变成生活习惯才是最重要的。

身体力量要求能迅速产生、爆发，而耐力则体现在力量能持续一段时间。拥有强健的肌肉才能确保身体的力量和耐力，不过增强力量和耐力的训练方法是不同的。对于力量的训练，我们是利用整个身体的重量进行重复性运动。力量运动的特点是移动速度快，需要瞬间爆发。一些运动如滑冰、打网球、打高尔夫球以及做木工活等，需要不同程度的力量。而有些运动如果持续的时间长，则还需要我们拥有耐力。

耐力是指持续运动一段时间而不感觉到累。耐力运动的特点是慢而稳，且能持续5分钟以上。数千米的长跑、骑自行车、在游泳池里游数个来回等，这些都属于耐力运动；除此之外，侍弄花园、用吸尘器打扫屋子、粉刷墙壁、长距离行走等，这些也属于耐力运动。

衰老的最大问题之一是我们没有意识到自己身体的力量和柔韧性在逐渐丧失。只是在某个早上醒来后忽然发现那些习惯的事儿做起来特别费力，感觉甚是痛苦。逐渐衰老的我们也与身边充满活力的年轻人形成了非常鲜明的对比。年轻人行动敏捷是因为他们具有很强的力量和耐力。人在年轻时期拥有力量和耐力很自然，而步入老年后想要重新拥有力量和耐力，就要付出一番努力了。

随着年龄逐渐变老，我们走路时也会下意识地放慢脚步，减小步幅。如果希望自己还能如从前一样走路时大步流星，希望自己的体力和耐力有所增强，那么我们在行走时就要有意识地加快脚步，加大步幅。大步且快速地行走可以锻炼、增强身体的爆发力。每天坚持快步行走至少20分钟，就可以增强身体下肢包括髋部、膝盖和双脚的力量和耐力。除了走路加大步幅外，在做每件事时，我们也要尽力让动作加快。把做日常事务都变成我们抗衰老的锻炼——努力做到快速行动，并尽量使动作幅度加大。

近二十年公众对吸烟的态度有了巨大的转变。很多人在明白了吸烟有害健康的道理后，主动摒弃了吸烟习惯。而每天坚持进行全身的锻炼，能让步入老年阶段的人们保持身体的健康和活力，拥有年轻的心态和容貌。我相信人们在懂得了全身锻炼有如此重要的意义后，也会坚决彻底地改变自己的不良生活习惯，为之付出一番努力的。没有人愿意变老，更没有人想快速衰老。从慢性疼痛到丧失生活自理能力，还有随之而来的情绪低落、沮丧，这会让人付出巨大的代价。

时至今日，我们依然无法阻止年龄衰老所带来的负面影响，但是既然我们懂得了这其中的科学，就会一直坚持每天进行20分钟至半小时的全身锻炼。这样做不仅有助于逆转衰老进程，还能帮助我们远离那些能导致生活品质严重下降的疾病。

CHAPTER 7

第七章　投入运动——健身与疾病预防

　　我们在前面探讨了离心收缩拉伸训练能够预防身体肌肉流失的原理，也谈及了肌肉如何使人保持年轻有活力。但肌肉对身体的作用不仅限于此，它还有很多其他强大的功能。现在我们就来进一步了解一下吧。

　　一直以来人们都认为，到了老年阶段，身体衰弱，疾病接踵而来，这都是自然的事，是老年人必须面临的问题。事实上这完全是一个谬误，情况并非如此。很多疾病的发生与人们的不良饮食结构和生活方式息息相关，所以为了身体健康，调整饮食结构，养成良好的生活习惯是非常重要的；然后就是锻炼肌肉，这是一个最为有效的促进身体健康的方法。健身锻炼不仅可以帮助减肥，增强体能，还能帮助我们远离疾病。现在我们就来了解一下肌肉对心血管系统、消化系统、神经系统等身体各系统有着怎样的重要影响。不可否认，以上各系统的功能随着我们年龄的变老可能会有所衰退，但也并非必然，我们可以采取积极的干预，方法就是锻炼。

一辆拥有不同系统、结构复杂的小轿车，只有在其所有部件都运作良好的情况下才能正常行驶。人体就像一辆小轿车，肌肉好比车轮，心血管系统犹如引擎，神经系统类似传动和制动器，而消化系统恰似燃油系统。如果车的各系统当中存在老化、磨损、生锈等问题，其正常行驶就会受到影响，即使能够开动，也是相当勉强；而一旦某个系统出了故障，那这辆车也就彻底跑不起来了。人体运行与此非常相似。

强健柔韧且富有弹性的肌肉的作用恰在于此。肌肉能够维持身体各系统的健康；协助心血管系统将血液输送到身体的每一个细胞；清除体内对各组织器官有害的毒素；帮助消化系统清理代谢废物，以及很多其他作用。这些系统如果没有功能强大的肌肉的配合，与其协调一致地工作，就会变得疲惫不堪，提早衰弱垮掉。如果真的出现这种情况，我们就会显出病态，感觉不适，继而会患上各种疾病，而且恢复起来非常缓慢。

强健柔韧且富有弹性的肌肉不仅能使我们保持身体健康，而且在患病后还能帮助身体迅速、彻底地恢复。肌肉系统最为重要的作用就是能保持身体年轻有活力。如果肌肉系统衰弱无力，那么维持我们生命的身体其他各系统将会受到直接影响。没有强健柔韧的肌肉系统配合工作，其他各系统承受的负担就会加重并因此受损，功能迅速衰退。丹麦人曾做过一项研究，用于比较吸烟、饮高浓度酒、运动量极少以及体重超重等因素对寿命的影响。研究人员首先进行了有14 000名丹麦人参与的健康访问调查。之后他们将得到的有关寿命和疾病的数据进行了分析研究，得出的结论是：缺乏身体锻炼的人其寿命比注重锻炼的人平均少5～8年。

我们已经知道，如果身体的六百多块肌肉得不到锻炼，就会逐渐萎缩。而肌肉一旦发生萎缩，关乎身体健康的其他各系统就会受到极大影响，它们的功能会逐渐衰退，这种情况下再想保持健康那就相当困难了。

心血管系统

心脏主要由心肌组成，因此是身体中最重要的肌肉组织，我们必须尽最大努力保护好它。肌肉对于维持心血管系统健康，保证其功能全面正常发挥起着非常重要的作用。身体安排肌肉系统配合心脏、静脉、动脉协调工作，促进全身的血液顺畅流动，减轻心血管系统的负荷。心脏的负荷减少了，心血管系统的一些重要组织受到的磨损也就会减少，这样就会避免心脏疾病和某些炎症的发生。

肌肉直接影响着全身血液循环的效率。作用强大的肌肉，就像是身体的一个泵，能促进血液流动。肌肉对血液的推动可以分担血管的一些负担，否则血液流动就得全靠血管来完成了。血管有肌肉的助阵，推动血液流动的效率自然比单独作战的效率要高。血液流动性差时就无法将氧气和营养物质及时送到身体的每一个细胞，导致一些细胞既缺乏氧气又缺乏必需的营养。如此下去，渐渐地人体就有可能感觉疲劳，患病——整天昏昏沉沉，疲乏无力的感觉或许你并不陌生吧？

要保持身体年轻，首先离不开肌肉的帮助，肌肉可以确保身体的各个部位能及时得到必需的营养，还能保证体内代谢的垃圾能及时被排出。身体的循环系统负责将血液输送到全身各处，正如我所强调的——"我们的脑力活动和体力活动全靠循环系统的血液输送"。循环系统将载有营养物质和氧气的血液输送到身体的每一个细胞，再将细胞代谢的产物如死细胞、毒素等带走，排出体外。循环系统功能低下意味着细胞不能及时得到必需的营养物质，其代谢的有毒废物也不能被及时排出。人们浑身不适的感觉，疲惫不堪的样子，皮肤干涩、暗淡无光等，这些症状都是循环系统功能减弱的外在反应。

《纽约时报》登载了近期的一项研究报告。报告指出，当人们锻炼后，其皮肤会显得鲜亮，富有光泽，这可不只是因为皮肤被清洁护理的结果。该项研究由安大略省麦克马斯特大学主持进行，研究的主要方向是确定锻炼习惯对人的皮肤会有何影响。研究人员在2014年美国运动医学协会年会上提交了初步的研究成果。他们召集了年龄在65岁以上的一组人参与研究，男女均有，这些人的共同特点都是习惯于久坐不动，运动量很少。研究人员让这些原来缺乏运动的参试者进行有一定强度的运动（心率维持在其最大心率的65%），每次持续30分钟，每周2次，一共进行3个月。之后研究人员采集了这些参试者的皮肤活体组织进行分析，发现这些人的皮肤在经过一段时期的锻炼后发生了神奇的变化，居然与二十几岁的人的皮肤很接近。分析其中的原因，研究人员认为这是由于锻炼激发了肌肉释放一种我们称之为肌细胞因子的蛋白质。肌细胞因子从肌肉中被释放出来进入血液，随着血液的流动进入与肌肉相离较远的其他细胞中发生变化。参试者的皮肤样本表明他们肌细胞因子水平在经过3个月的运动后提高了50%。锻炼者的体内发生了基因层级的改变，这些改变让他们的皮肤皱纹减少，水灵鲜亮，人也显得年轻了许多。

健康的循环系统能使肌肤变得姣好，任何护肤霜也无法与之媲美；健康的循环系统能清洁肌肤，营养肌肤，任何按摩、美容方法都无法与之比拟。我喜欢润肤霜，也不排斥美容按摩，但是只有进行全身锻炼才能真正使我容光焕发。

我们每天进行30分钟的调动全身的锻炼，就可以促进身体的血液循环，给全身各组织器官细胞及时提供氧气和营养物质，并排除身体毒素。没有什么比整天静坐更让人觉得精疲力竭了。长时间伏案工作的人，只要进行这30分钟的锻炼，就又能心明眼亮了。

全身整体运动如经典拉伸、离心收缩拉伸以及太极拳等，能够加强心血管系统的肌肉功能，促进血液的循环，但又不会伤及关节，也为有氧健身市场增添了一种可供选择的传统的有效方法。身体循环系统功能运转良好时，身体能量则更加充沛，脑氧供给更加充足，大脑思维更加清晰。简单而言，我们各方面的感觉更加美妙。

哈佛大学医学院曾经就有关太极的健康益处做过很多研究。

太极在中国已有数百年的历史，有意思的是在这漫长的过程中极少有人因打太极拳而发生运动损伤，时至今日依然有很多中国人保持着这项运动，在很多公共场所如公园里，甚至是工作场所，你都能看到人们打太极拳的景象。中国人以长寿和健康著称，这与他们的太极运动有很大的关系。

哈佛大学医学院有关太极运动的研究结果揭示，太极拳类的运动能很有效地预防冠状动脉疾病，并且能调节很多与疾病相关的因素，如可以降低血压，提高人的运动能力，改善胆固醇水平等。在美国，冠状动脉疾病是死亡的主要原因。所以说这个发现对美国人而言意义非凡。

在进行太极类运动的过程中，肌肉的运动幅度很大，这有助于减轻动脉压力。要知道如果动脉中有斑块聚集在动脉壁上，动脉壁就会增厚，动脉压力也会增大。肌肉运动包括肌肉的收缩和舒张，这是一种泵式运动，可以协助循环系统将血液输送到身体末梢，然后再回到心脏。进行大幅度的肌肉运动非常有利于心肌，使心脏在血液循环过程中的负担减轻，全身血液循环活动完成得更充分。有一项为考克兰系统评价数据库所做的数据评价是有关太极运动预防慢性心脏病的效力。评价报告：有6项研究显示太极运动降低了受试者收缩压的22%，3项研究显示舒张压降低12%，2项研究发现总胆固醇、低密度胆固醇、三酰甘油均降低。显然，这些数据有力地说明了太极这项古老的运动以及与其类似的运动（如离心收缩拉伸）对心血管功能的改善有着很大的作用。

我本人不太喜欢诸如健身操、在跑步机上跑步等传统的有氧健身运动，所以一直在寻求其他的方法。如果你喜欢传统的有氧健身方法，当然可以继续下去。但我要提醒的是，多年不断地进行这种高强度的运动，会导致关节损伤，这是已被证明了的事实。我的客户中有很多人是跑步爱好者，而且想把跑步进行到底，跑一辈子。他们想要这么做完全可以，但应注意在进行力量训练的同时适当融入拉伸训练，目的就是保护好自己的关节。遗憾的是很多跑步者并没有很好地保护自己的关节。我有不少年过45岁的客户，他们之前一直进行跑步，就是因为关节疼痛或损伤而不得已放弃跑步。任何人都不应该被迫终止自己喜爱的运动，尤其不应放弃那些对心血管等各系统非常有益的运动。但是对于运动爱好者而言，务必采取预防性的锻炼方法保护好自己的关节，这样它才能完美地伴随我们一生。

消化系统

消化系统负责将我们摄入的食物消化分解成微小的能够透过细胞壁被吸收的分子，然后作为能量在热量熔炉——线粒体中燃烧。消化系统由消化道（包括上消化道和下消化道）和消化腺组成，消化过程就是在这个复杂的系统中完成的。从食物进入我们的口中开始，到各种营养物质被送达各个细胞，多余的脂肪被储存在脂肪储存场所，废物被排出体外后，整个消化过程才算完成。

当一切运行顺畅时，我们完全意识不到自己的身体内正在进行着怎样惊人的壮举。在整个消化过程中，我们的肠胃没有胀痛等任何不适的感觉。

消化系统位于身体的躯干部位。每个人的消化系统天生要求占据足够的空间，这样才能正常有效地工作。问题的关键是只有当我们保持良好的体姿，让脊柱自然伸直到其最大位置时，体腔空间才能足够大。如果人弯腰驼背，身体佝偻，脊柱就会弯曲，消化系统正常工作所需的空间因而变得狭窄，消化道和各组织也会受到挤压，人就会有胀痛感。这种情况下还怎么可能指望消化系统正常有效地运转呢？消化系统的空间被压缩，造成的后果就是消化能力降低，消化过程让人疼痛不适。

很多美国人都有消化系统方面的问题，这是一个不争的事实。人们去药店买药时，面对琳琅满目、品种繁多的药品无所适从，不知哪种药能对症治疗自己的疾病。

消化系统常见问题包括：

·上消化道问题——胃灼热（烧心），餐后食物反流，进食时经常噎住等。

·下消化道问题——便秘、排泄不畅等。

锻炼可以显著改善这些问题。

当脊柱向前弯曲时，胸腔会被挤压，身体也显得矮了一截。这种不良体态对我们的上消化道，也就是身体腰部以上的部分，影响最大。含胸驼背会使胸腔位置不正，所以容易发生食管阻塞的情况。挺直后背可以带动肺、食管、心脏以及肝脏，使它们彼此靠得更紧，这样有利于吃进的食物顺畅地进入到胃中。伸直身体，有利于消化，人也会感觉更舒服。

伸拉和加强躯干部位的肌肉可以帮助培养我们的良好体姿。很多人不知道如何才能摆脱不良体姿，这很是令人沮丧。我将在本书的第三部分与你分享一系列的简单健身操，告诉你如何拥有优美的身姿。方法会比你想象的简单！

下消化道是消化系统的肠道部分，这部分需要有强壮的肌肉。很多人在自己的肠胃有毛病后，搞不清究竟是胃还是肠道发生了问题，有时感觉胃胀不适，其实很有可能根本不是胃的问题，而是肠道发生了状况。

从腰部以下至直肠这一段约九米长的肠管，周围布有平滑肌，这是一类不受人的意识支配而自行运动的肌肉。肠子在平滑肌的带动下进行蠕动，使得消化代谢产生的废物不断向前推进。没有这种平滑肌，废物就无法从肠管中通过。身体各肌肉群之间能互相协助来完成其工作，腹部肌肉也一样，会协助肠道肌肉工作，使废物顺利地通过肠管。

如果我们习惯于久坐不动，腹部肌肉自然会软弱无力，肠道肌肉因而缺了帮手，肠蠕动就会缓慢，废物通过肠道的速度减慢也是必然的，于是我们出现了排泄困难的问题。

我们常用大腹便便来形容那些腹部特别突出的人。他们突出的腹部正是其腹肌软弱无力的表现，因为腹肌没有力量，遮挡不住腹内的肠子，肠子自然会向腹壁靠，于是腹部就高高隆起，令人大腹便便了。

牙膏必须靠我们挤压牙膏管儿才能出来，挤压的力度越大，牙膏出来得越容易。同样道理，我们的肠道也需要我们给予力量，排泄废物的过程才能既快又轻松。进行扭腰、转动身体等一些简单轻松的运动，并且尽量多进行躯干运动，这些都能促使身体内脏放轻松，有助于排泄顺畅。

神经系统

神经系统由我们的大脑和各条神经组成，负责发送和接收信息，联络身体的每个细胞，它是身体的指挥中心，全面调节身体的每一个部位——从体温到身体的康复与滋养，等等。我们能够体验、理解、享受生活，又何尝离得开神经系统呢？而最近一项引人注目的研究发现，迄今为止，没有哪一种药物比锻炼更能保护和支持我们的神经系统，尤其是确保大脑功能正常发挥更离不开锻炼。

已有研究证明，锻炼可以有效地帮助我们抵御抑郁；锻炼有助于我们的身心放松，注意力集中，思维活跃，处理问题的能力增强；锻炼甚至能增加大脑质量。大脑中有一种物质——BDNF，也就是脑源性神经营养因子，有时也被称为大脑的"美乐棵"（译者注：美乐棵是美国销量第一的植物肥料，因为效果卓越，被世界各地园艺爱好者所认可）。锻炼能提高BDNF水平，促进大脑干细胞产生新的神经元，并极大地增加脑细胞中线粒体的数目，增强它们的功能。脑细胞中的能量工厂增多——还有什么能比这对我们更加有益呢？

对于年轻人而言，运动能诱发大脑中被认为是记忆中心的区域——海马区的生长，海马区生长可以帮助预防（或减缓）人的认知能力衰退以及阿尔茨海默病的发生。运动对大脑的这种影响对于老年人而言尤为重要，而对那些最有可能发生认知能力衰退和阿尔茨海默病的人更为重要。克利夫兰医学中心进行了一项跟踪调查研究，他们邀请了97位年龄在65～89岁的老年人参与。这些老年人均未有认知能力减退的迹象。18个月后研究人员发现，那些因为遗传原因最有可能患上阿尔茨海默病而且也没有进行身体锻炼的人，其脑质量减少了3%，而同样存在阿尔茨海默病遗传风险但是积极锻炼的人，其脑质量一点也没减少。

随着我们的年龄渐渐变老，另一个令人担忧的神经系统问题就是保持身体平衡的能力变差——这也是最令人恐惧的衰老信号之一。如果我们走路时脚步不能保持平稳，那么平常最基本、普通的活动，如走向自己的汽车、乘坐公交车、走亲访友等，也都成为严峻的挑战，说不好什么时候自己就会跌倒受伤。而当我们意识到自己平衡能力变差后，心理负担也会加重，问题只会加剧。

老年人都害怕跌倒，有不安全感，总觉得需要依靠他人的帮助会丧失自己的独立性。对于这个问题，我们应该在还没有变老之前就开始掌握一些预防平衡感降低的方法。人的平衡感变差会有个过程，而不是突然间形成的，因为负责支配肌肉并保持身体平稳的神经有长达数十年的寿命。

当我们失去平衡要跌倒时，需要一个被称为"平衡反射"的信息发送给肌肉。导致平衡反射弱的原因通常是我们对其的忽视。在我们有一定的平衡反射时，不经常性地锻炼和刺激它，它就会逐渐变弱、消失。"用进废退"的准则适用于身体所有的组成成分,同样也适用于"平衡反射"。所以对于缺乏平衡感的问题,我们完全可以预防、延迟该问题的出现,可以最大限度地降低问题的严重性,还可以逆转已出现的问题。

任何活动——坐下、起立、行走等,无不需要我们保持平衡,没有平衡反射的参与,任何活动都无法进行。保持身体平衡是人类一切活动的基础,当我们要跌倒时,大脑就会发出信息要求相关肌肉来阻止跌倒,于是平衡得以恢复。婴儿从不会坐到能坐得很稳,就是通过反复的跌倒——修正姿势的锻炼,不断刺激其平衡反射,最终学会了如何坐稳而不再跌到。婴儿每一次跌倒,其平衡反射都受到一次刺激,反反复复不断练习,最终其平衡反射和肌肉都得到增强,足以能保持婴儿的平衡。

当我们老了以后,情况则恰恰相反:在要失去平衡或感觉不稳当时,我们会本能地去扶旁边的人或其他任何能触及的东西,以防止自己摔倒。而这种举动恰恰剥夺了平衡反射得到锻炼的机会,平衡反射总是得不到刺激和锻炼,渐渐消失,所以老年人的平衡问题非但没有解决,反倒是更严重了。

日常生活中人们都会尽量避免不平稳或摔跤的情况。当我们眼看着要失去平衡时,立刻会下意识地迅速采取预防措施来应对,例如,我们踏上冰面就会很自然地放慢脚步。有一个问题应该引起我们的高度重视,就是在我们进行肌肉锻炼的时候,并没有很自觉主动地锻炼平衡反射。出于让自己避免跌跤而下意识地采取一些小举动,却阻碍了平衡反射的锻炼,久而久之,人的平衡反射就变得非常差。

令人担忧的是很多人并不理解锻炼平衡反射的重要性。孩提时，跑、跳、爬是我们经常性的活动，有时还会做一些诸如侧翻身等各式的动作。平衡反射就是在这些动作进行的过程中不知不觉地得到了锻炼，脑部各神经联络也同时得到了加强。然而，当我们成年后，既要工作，又肩负家庭重担，很多人变得不好动了。就这样慢慢地，早年形成的这种至关重要的神经联络开始土崩瓦解。我们不再主动去做那些易跌跤的动作；相反，遇到不平稳的情况，会下意识地躲开，走路时要拄拐杖，上下楼梯时要紧紧抓住扶手。事实上这些行为都是出于预防的目的，而并非是必需的举措。

在人的幼年时期，神经纤维每年能生长2.54厘米，但到了一定年龄后就达不到这种程度了，因此，我们应尽一切努力保持我们原有的平衡反射水平，预防神经细胞的进一步萎缩和死亡，要知道神经细胞死亡后不会再生。无论你现在的平衡反射水平怎样，为了预防神经细胞进一步的丧失，从现在就开始来锻炼刺激平衡反射。

各种老年性健康问题的发生都是悄无声息的。起先，我们会有一些无意识的动作，如身子靠着墙、脱鞋时坐下来、坐到椅子上或者站起来时都要扶着椅子的扶手等。进行一些简单的锻炼，如不扶任何物体单腿站立，同时用另一条腿写字母，能非常有效地预防我们宝贵的神经细胞进一步丢失，预防平衡反射的衰退。这种锻炼什么时候开始都不晚。

神经系统除了能刺激平衡反射外，在保持我们的身体健康和活力等方面，也有非常重要的作用。保持大脑活跃、语言清晰对于老年人而言是头等重要的大事，这就需要尽可能多地保持脑细胞数量。我向来对那些关于如何保持大脑功能活跃的方法和秘诀饶有兴趣。

早有科学研究证实，有氧锻炼可以增加人的记忆，促进大脑的功能。而近年的研究也证明，太极拳之类的不太剧烈、低强度的运动同样有益于记忆和大脑。南佛罗里达大学和复旦大学的研究者联合进行了一项研究，研究人员对一组老年人进行跟踪性调查。这组人虽已上了一定的年岁，但都保持着正常的大脑功能，他们每周进行三次低强度运动如打太极拳。研究发现，相比于没有进行运动的人，这组人的大脑容量有所增大，记忆力有所加强，认知能力也有所提高。可以相信，太极或离心收缩拉伸等低强度的运动，可以推迟与脑萎缩关系极大的神经系统变性疾病的发生。

在我继续发展完善离心收缩拉伸法的过程中，吸纳并融入了很多太极运动的理念和元素。太极运动使我深受启发的是其最为显著的特点——调动全身、连贯、旋转往复。我设计了相似于太极的运动，这些运动简单易做、安全，适合任何年龄、任何身体状况的人。以我的经验和教授离心收缩拉伸运动的经历，我相信那些进行离心收缩拉伸锻炼的人，其神经系统、心血管系统和消化系统完全可以得到改善，会取得与进行太极运动同样的效果——这也是我非常骄傲的事情。

通过运动刺激神经系统

在日常生活中，我们从不会有意让自己处于不平稳的状态，但也不能忽视锻炼自己的平衡反应，因为它可以预防我们神经萎缩。

ABC锻炼法：这是一种能锻炼并刺激自己平衡反应的简单易做的方法。具体而言就是，一条腿站立，不依靠也不手扶任何支撑物，用另一条腿"写"字母。这期间，你可能会站不稳，通过前后左右摇摆来努力保持平衡，而恰恰是这种保持平衡的努力动作刺激了你的平衡反应。保持这个姿势"写"完全部字母，再换另一条腿照样进行。这种练习可以每天进行，直至练到每次能轻松平稳站立"写"完字母表中的全部字母为止，以后可以每周至少进行三次，来保持自己平衡反应的灵敏度，进而预防神经萎缩。

通勤一族锻炼法：利用乘公共汽车或火车的时候挑战一把自己，尽量不扶扶手。车辆的运动产生的不平稳是对我们平衡反应的微纤维的一种极佳锻炼。不过在必要时还是要扶稳，毕竟安全第一。

瑜伽：瑜伽中有很多动作需要单腿站立，也有很多不平稳姿势。进行瑜伽锻炼时，你会为了保持平衡而不断晃动身体，身体越晃动，平衡反应受到的刺激越多。定期进行瑜伽锻炼，可以加强神经与肌肉的联系。但有一点需注意，肌肉不能被过度锻炼，否则也会造成不平衡。那该怎么办呢？离心收缩拉伸锻炼正是我们所需要的——既锻炼了平衡反应，又适度地锻炼了肌肉。

　　日常生活中能锻炼平衡反应的机会有很多，如在上下楼梯、穿衣服、穿鞋时，我们应尽量不去扶椅子或倚墙，而是靠自身调节来保持身体平衡。我们一定要利用好一切机会来锻炼自己的平衡反应。

CHAPTER 8

第八章　受伤后的治疗与康复

当汽车的车轮失去平衡时，这辆车就存在着危险，极易导致事故的发生并对车辆造成不必要的磨损。驾驶一辆有问题的车是一种危险、棘手且不愉快的体验，因此，我们会选择尽快将车修理好。不幸的是，当身体出现问题时，我们却很少留意它。

当身体受了一点小伤或是出现疼痛时，大多数人选择忽视这种不适。结果我们要忍受极大的痛苦，但同时又希望这种疼痛会自行消失，或是已经简单地接受了它，将其看成了自己生活的一部分。

身体的再调整和调整车辆有些类似：四个轮胎需要在彼此功能发挥上调整平衡。你不能只调整一个轮胎就期望其他的轮胎自己回到合适的位置上。同样，纠正某一处肌肉群的正确位置却忽略其他的肌肉群，这并不能解决问题。

需要注意，周密的练习是解决身体失衡的关键，一旦身体失衡状态得到解决，疼痛往往就会减轻。对一辆车来说，适当的保养和维修必不可少。而对于身体，我们不能指望它永远保持固定不变，一旦身体进行了再调整，它就需要不断地调整和改进，目的是痊愈和预防再受伤。坚持练习离心收缩拉伸能让调整和改进同步进行。

受伤后的治疗

世界卫生组织对健康的定义是："健康乃是一种在身体上、精神上的完满状态，以及良好的适应力，而不仅仅是没有疾病和衰弱的状态。"健身和锻炼现在被认为是维持健康和身体复原的重要方面。为了更好地通过锻炼来促进恢复，必须满足以下几个基本的标准：

· 训练项目不会造成进一步的伤害。

· 应有助于促进伤口部位的血液流动。

· 有助于受伤部位恢复。

· 有助于肌肉组织恢复到自然状态下的强韧和弹性。

· 整个身体都应该参与，避免导致进一步的不平衡。

作为一种全身都会加强且再平衡的适应性和弹性机制训练，离心收缩拉伸囊括了所有的基本标准。

我的方法常被用于治疗许多常见的慢性疾病，如背部疼痛、骨质疏松症、纤维肌痛、关节炎、肩周炎以及膝关节和髋关节疼痛等。运动是所有治疗项目中必不可少的部分，它不应被视为可选择项目而被摒弃。正确的动作可以提高治愈率，并能在第一时间防止各种疼痛的发生。

即使我有幸已经帮助很多人缓解了长期的疼痛和不适，但我仍然不想就此标榜我的成果。我不是医学从业者也不是医生，我不想误导任何人，夸大某些锻炼会产生的效果。因为重大的疾病不是锻炼就能治愈的。如果你正在经受长期的疼痛，又或者正处在一次大的伤病或是手术后的恢复期，我往往会建议你在开始一项运动方案之前得到医生或理疗医师的许可。

治疗与血液循环

我经常会遇到刚从伤病中康复或是长期被慢性疼痛所困扰的患者，我为这些人制订的训练计划和为健康人制订的计划完全不同。强化和修整对于健康的身体是很有益处的，但并不适用于虚弱的身体。在指导健康人锻炼时，我首先检查其身体是否处在良好的状态以确保健身训练能带来好的效果。

"复原"一词意味着恢复身体健康并重获正常功能；"训练"一词指向身体挑战和加压，目的是为了强化身体素质。为健康人制订的训练方案与针对受伤者的适度训练是截然相反的。前者需要充足的训练，而后者要求循序渐进的恢复。

处在恢复中的身体很虚弱并对可能造成的再次伤害产生自我保护机制。受伤后，你的肌肉不应再接受挑战训练。在身体好起来之前我们应该暂时忽略这方面的训练，直到身体复原。在此阶段，任何训练的目的都是为了加速身体康复。

乍一看，离心收缩拉伸的恢复训练和调整训练差不多，都使用同样的练习和方法。但是在对两种类型的训练进行对比后，我们会发现调整模式挑战肌肉群，而复原模式专注于血液循环和身体放松。

快速的血液循环给伤口提供充足的养分和氧气。从心脏出来后，血液这个携带者包含所有复原因子；在血液返回心脏之前，血液好比垃圾清理系统。为了促进血液流动，我们仅需要尽可能地放松肌肉并在训练中像布娃娃一样移动，同时还要深呼吸。与受伤人群长期接触的经验告诉我，患者在训练中越放松，恢复就越快。在康复的愈合阶段，所需要的就是坚持和缓的运动。

我见过个人锻炼者和学员都因肌肉紧张而困扰，他们徒劳地舒展身体想要放松肌肉。但身体有天生的预警机制，它会保护肌肉使其免受进一步的伤害。所以，人们常以事倍功半而告终：身体条件反射进入防卫模式，肌肉变得越来越紧绷，伤口逐渐恶化而不能愈合。旨在增强健康肌肉力量的强化训练，用在受伤的肌肉上却起着相反的作用。

为了加快康复，你也可以采用另一种非常重要的方法：逃避法。举个例子，如果你的膝盖受了伤，除了不活动膝盖部位肌肉外，你身体其他部位的每一组肌肉都可以活动。在轻轻地拉伸和强化锻炼脚踝、小腿、股四头肌、大腿内侧和外侧、腘绳肌、臀大肌群等部位时，你都是在放松受伤的膝盖，锻炼除膝盖外的每一块肌肉。不活动伤口，只放松外围部分肌肉就能缓解受伤部位的压力。进行全身性锻炼是治疗局部损伤最有效的方法，只要你保持受伤部位放松即可。

最奇妙的是，即使在你受伤时，你依然可以进行离心收缩拉伸。通常，我的学生们会在身体有点小的疼痛或是损伤时加入训练小组，只要遵循"放松恢复模式"训练，他们参与小组训练就不会有任何问题。每次训练开始，我都会提醒他们："身体有伤的学员，在做同样的训练时，请放慢节奏。"

一旦你获得医生的许可，即使还在康复期，我都会支持你开始锻炼（但请仔细衡量你自身的状态以确保锻炼不过度）。在运动中量力而行，你将会恢复得更快（比起不做任何运动，你会康复得更快）。如果你习惯性认为锻炼是让身体好起来的一种方法，那你对放慢节奏将会有所抵触。但请相信我：在你像一个布娃娃一样完成一次训练后，你就会改变看法的。我的大多数学生对于疼痛减轻很开心——他们告诉我，相比之前参与的练习，这种运动使他们感觉更好并且能更自由地移动了。对我来说，人体构造充满了魔法：你的身体知道该如何保护自己以及如何进行修复。

修复全身就是修复局部

受伤从来不是局部的问题，伤口的复原也不应是局部的复原。为了防止受伤，全身的六百多块肌肉都应保持弹性和强韧。为了治愈损伤，受损的肌肉必须恢复到和身体其他部位肌肉处在一个较均衡的力量和弹性状态。

认知在伤害预防中的作用

伤害预防很重要的一部分是认知，它将身体和大脑联系起来。在离心收缩拉伸中，认知是一种意识，它与膝盖、臀部和脊椎属于同一范畴。当锻炼中出现错误，感觉到棘手，或是令肌肉发生不正确的紧缩，你能敏锐地发现问题。你的预防认知越好，你的健身会进行得更好，训练效果也会更好。

身体认知集合了多种目的，它帮助形成了身体在运动过程中强化肌肉支持和纠正动作变化的意识。学习芭蕾舞和现代舞的学生都被训练过，知道哪一部分肌肉用于执行哪个动作。但对大多数人而言，这种意识不是与生俱来的。不经过舞蹈训练，很多人都会忽略某些肌肉的问题，这个问题的存在使我认为在任何健身项目中保证安全和获得最大收益才是至关重要的。

实际上，大多数人并不清楚他们每天是如何进行坐下、站立或是行走等诸如此类最常见的活动的。不管我们是否意识到这一点，这些运动都在锻炼你的身体——无论其正确与否。不当坐姿就是一个典型例子。习惯性不当坐姿改变着我们的肌肉——胸部肌肉开始下陷，背部肌肉萎缩，肩部肌肉肥大，颈部肌肉过度拉伸。人们的肢体认知如此匮乏以至于他们认为不正确的姿势反而是对的，只有当他们看到镜子里的自己，才会意识到自己的姿势有多糟。

当不良的姿势已经成为习惯，正确的姿势就会使人们感到不适。你需要时间去重新调整自己的认知，用正确的姿势来锻炼肌肉，并从中感到舒适。在纠错归正的调整期里，你需要积极坚定地推进转变，否则将会很快重回错误的那一面。

利用认知来纠正人们长久以来形成的不好体态（不当坐姿、走路吃力和任何无意识的会导致身体受伤的行为），使其作用不被夸大——你将会轻松获得较好的体形，或是成为一个成功的运动员，又或是仅仅学会感受你身体的力量和美好，无论你的年龄几何。

尽管某些损伤看起来是局部的，但那些已造成的损伤都可能是由局部受伤肌肉所连接的其他部分肌肉的紧张或无力造成的。举个例子，膝部的损害可能是由肌腱或是小腿肌肉紧绷造成的。肌腱紧绷也可造成背部疼痛，脚部肌肉萎缩也会造成颈部疼痛。

如果你的肌肉过度紧张或被过度使用，肌肉链产生的紧绷感会牵扯所有连接的肌肉组织。极度的紧绷会导致最脆弱的肌肉链撕裂。这种损伤是由一系列的连锁反应引起的，但最初的紧绷也许来自身体的其他部分。

预防损伤的最好方法是保持全身肌肉均等的强壮和有弹性。当人们做了很多力量训练而很少做，甚至不做任何动态拉伸时，就会造成肌肉撕裂、关节扭伤，进而使身体受伤。如果你已经过度锻炼肌肉或使肌肉过度紧张，整个身体就随时可能发生意外。

运动员们身上经常会发生肌肉撕裂或肌肉损伤。这里指的并不是运动员之间因摔打而发生的伤害——我们所讨论的是仅因非对抗性运动而发生的伤害。在有氧运动和赛跑中，因过度构建肌肉，肌肉在常年冲击下形成的紧张，身体再也不能维持，这样的损伤很常见且在所难免。损害发生的部位可能是背部、腹股沟、小腿、胫骨、跟腱或是臀部——在最脆弱的部分断裂之前，沿着肌肉链的某个地方，紧张仍在继续。

对损伤不要过度谨慎

　　肌肉的过度重塑和太过紧张都是导致其损伤和疼痛发生的主要原因。但当伤痛已经痊愈，到了要重塑身体的时候，许多人常犯老毛病，对旧伤过度保护。这就导致了下一个问题的发生：萎缩。

　　人们在锻炼未受伤的身体其他部位时，常会错误地用支架、矫正器或绷带将旧伤部位保护或是隔离起来。只要肌肉在运动中受限，它就会因缺乏锻炼而变得虚弱并萎缩。对于原伤的过度保护事实上导致又出现了一个慢性且伴随终生的虚弱部位，取代了你刚从伤病中复原的旧伤。

　　多年来，我遇到过各种人在复原过程中过度保护自己虚弱的肌肉，他们有的是受伤的运动员，有的是患有先天疾病的人。在我眼里，这些人都过分依赖于支架、矫正器或是其他类型的运动辅助设备等，这些东西会使受伤部位的肌肉因缺乏锻炼而更加虚弱。尽管这类设备对预防进一步伤害是有帮助的，但还是应尽可能少用，因为越依赖此类设备，我们的肌肉就越虚弱。肌肉应该被使用并被强化，只要肌肉受到运动限制，它们就不能变得更强。

20%法则

除了促进身体的灵活性，运动员从离心收缩拉伸中得到的更多。这些训练囊括了运动员所需要的技术和目标，从活力、弹性、离心拉伸到调整、伤害预防和身体认知。为了得到最佳训练效果，我一直推荐20%法则，也就是说：运动员应将自己训练时间里的20%（1/5）用于离心收缩拉伸。更确切地说，一个每周训练时间有20小时的运动员，应将其中的4小时用于离心收缩拉伸。对于每周只有5小时训练时间的业余运动员来说，就要用1小时来做这方面的练习。遵循20%法则的运动员能体验到更少的身体伤害，并获得更好的运动效果。

大多数运动员对拉伸练习的认知只是其能促进身体灵活性，所以他们理所应当地提出疑问："如果我不需要灵活性训练，为什么还要这样做？"为什么不呢？根据我的经验，那些不加强身体灵活性训练的运动员常常是一身伤病。

基本上，所有的运动都对速度有要求，但被锁死的关节会对速度造成限制。即使在灵活性方面一小点儿的进步也有助于运动员增加他（她）的速度——对于运动员来说，一点一滴的进步都意味着离领奖台更近一步。

我的一个少年学员罗伯特，由于脑卒中得了一种叫作重型痉挛型脑瘫的疾病，在我初次建议他停止使用腿部绑带时，他的家人对我持有怀疑态度。当时他才15岁，自从出生起就一直在使用腿部绑带。他的医生告诉罗伯特的家人，他们对于罗伯特的状况已经无能为力了。在绝望的情况下，他的父母找到了我。我是这样告诉他们的："我对重型痉挛型脑瘫这种病一无所知，但我对处理这类萎缩的肌肉有些经验。"

在我第一次见他的时候，罗伯特都不能自己走楼梯来我的工作室，因为他经常摔倒。他的父母和四个兄弟姐妹是他的长期照看者，他们要搀扶他并帮助他在家里四处活动。我教了他一些基本的锻炼方法，但最重要的建议是希望他尽可能去掉所有的辅助设备。

第二年当罗伯特再次来见我时，他已经能够自己走楼梯上来了，而且可以自己站立，不再摔倒。又过了一年，罗伯特回到医院做年检，他的小腿肌肉竟然增长了将近2厘米！无须言说他以及家人的喜悦之情。罗伯特继续跟着我一起训练，每年我都会给他增加一些更复杂的训练项目。我们甚至一起跳过狐步舞！

那些以前受过伤的肌肉由于缺乏锻炼而变得虚弱，因此，肌肉的萎缩和锻炼的不平衡加重了这类问题，从而导致了长达一生的痛苦。我经常听人们提起其儿时的创伤在50年之后依然会给他们带来疼痛。

治疗创伤

只要保持足够缓慢的复原节奏，伤口附近的肌肉就不会受到新的损伤。随着时间的推移，损伤的肌肉将会复原并变得强壮，然后从它们中断的地方重新开始发育。

从定义上看，损伤就是某部位的软弱无力，保护身体的弱点使之不会造成更大的伤害是身体的自然选择。在复原过程中，对再次受伤的恐惧会成为我们的一项心理挑战。比起使用受过伤的肌肉，我们更喜欢用健康的、强壮的肌肉，这是常见的选择，但也是非常危险的错误做法。现在，让我们来回顾一下复原的步骤：

第一步：伤痛中，学会放松

锻炼中肌肉越放松，伤痛愈合的速度就越快。这个理论的两个解释是：放松有助于促进血液循环，同时放松并不会触发控制肌肉停止运动的身体保护机制。直到伤痛彻底恢复之前，训练中都要采取放松的姿态。

复原处方

1.专注于促进全身的血液循环，这样能将复原因子带到受伤部位。

2.你需要在整个锻炼过程中保持肌肉放松。在从愈合模式进入训练模式之前，请耐心等待疼痛消失，这可能会花几天或是几周的时间。

3.永远不要达到运动的极限。

4.要做小幅度动作，不做大幅度动作。

5.做循环类练习。

6.训练节奏要慢。

7.用"懒惰"的方式进行运动。

8.常做全身性训练。

9.在训练中学会深呼吸。

10.不要过分关注受伤的肌肉组织。

受伤的肌肉组织需要血液细胞中携带的天然愈合成分。肌肉收缩时血液流通的效果低于肌肉放松时的。因此，如果你想更快康复，就要学会放松身体。

如果你是A型性格（血），你可能会对训练中的慢节奏和放松感感到沮丧。不要把它当成是健身，试着告诉自己这是治疗性训练。

第二步：疼痛消失，开始强化肌肉

一旦疼痛消失，你就可以开始重塑肌肉的强韧和弹性机制了。逐步增加每天的训练强度，这一阶段不会持续太久——肌肉生来就被赋予了力量和韧性。

但是，小心不要用力过猛，因为用力过猛会触发伤口。受伤的肌肉组织在完全恢复前，会出现保护性反射并阻止肌肉有任何新变化。你不想错误地锻炼肌肉。重塑愈后肌肉恢复到原有的大小和强度需要时间，而这又取决于受伤的严重程度。

在肌肉重塑训练中，不要过分关注受伤部位。由于受伤，肌肉组织将会收缩，如果受伤部位被某种模型或是绑带固定起来，那么此处的肌肉也将会发生少量萎缩。为了改变萎缩状态并重塑肌肉，在每天的基础训练中这部分的肌肉需要等量的拉伸与强化。个别部分的单独强化会使肌肉拉紧，使其发展出现不平衡现象，也将为日后的新伤埋下祸根。

每天做30分钟的全身性离心收缩拉伸，能保证你的身体在力度和关节活动度上得到均衡，如果再辅以临床医师所指点的一些强化训练，你将会感觉宛如新生。

第三步：一旦肌肉变强，恢复到正常的训练进程

当受伤部位的肌肉得到强化以后，你需要返回到日常的定期健身训练中。如果不坚持定期锻炼，身体的损伤和疼痛可能会复发，

同时身体也会加速衰老。离心收缩拉伸是一个强健体魄的完美健身方案，它能帮助我们快速治愈伤痛并抵御损伤。

治愈具体病症

大部分身体损伤和慢性疼痛是由关节组织被压迫和发育不良引起的。这类情况包括骨关节炎、肩周炎、足底筋膜炎、腹股沟慢性炎症、胫骨疼痛、髋膝关节退行性病变、骨质疏松症及慢性背部疼痛。除非能追本溯源消除病灶，否则我们将不得不与慢性疼痛长期为伴，依赖于药物镇静或用绷带包扎患处，并采取短时缓解措施如热敷、冰敷、按摩等来治疗。

离心收缩拉伸之所以在治愈损伤和减缓慢性疼痛方面效果如此显著，原因在于其首要目标是同时拉伸和强化肌肉组织；进而消除肌肉的压力并重新调整关节周围肌肉的平衡。

下面将对离心收缩拉伸成功缓解和治愈的一些最常见症状和损伤做简短的总结和概述。有些身体症状虽不能被完全治愈，但通过采用离心收缩拉伸也能预防其恶化。其他的身体症状则收到了良好的治疗效果甚至达到了完全治愈。注意：以上描述不适用于自我诊断，如需诊断，请咨询相关医生。

每一种治疗情况都是独特的，同时它取决于许多因素，例如年龄、以前的健身水平和体重。你的疼痛缓解和损伤愈合的程度将根据个体不同而有所差异。但我可以向你保证，离心收缩拉伸将帮助你感觉更好，不管是现在还是将来。

关节炎

"关节炎"是一个统称，用来泛指所有导致关节部位发生炎性疾病的情况，是导致55岁以上人群行动困难的首要病因，但年轻人患关节炎的也不在少数。关节炎有许多种，病因各有不同。内科医生常向骨关节炎患者推荐离心收缩拉伸，因为该方法里的拉伸和强化训练有助于缓解因关节部位压迫或摩擦受伤软骨而引发的疼痛。

然而不幸的是，我们不可能真正换掉受损的软骨，但我们仍可去除受伤部位的压力，从而彻底缓解疼痛。同时我们还可以预防软骨的进一步磨损和损伤。

关节炎的种类有：

·骨关节炎，一种关节部位退化的疾病。

·类风湿性关节炎和银屑病性关节炎，机体攻击自身的免疫性疾病。

·感染性关节炎，由关节感染引起。

·痛风性关节炎，由关节中的尿酸盐晶体引起的炎症。

最常见的骨关节炎是由外伤或关节感染引起的。在外伤发生初期，关节周围的肌肉因失去弹性而发生收缩，继而导致肌肉萎缩。随着肌肉组织的缩小，肌肉连接变紧，压迫关节，滑膜被挤压而使组织液渗出。关节因挤压或缺少润滑，造成骨头之间互相摩擦（听起来像砂纸在摩擦），从而出现行动困难并造成疼痛，进一步导致关节损伤。因此，关节软骨的受损及疼痛就被称为骨关节炎。

在关节被挤压后，为了防止进一步的受伤和缓解疼痛，关节部位需要被分开或减少压迫，促使润滑液流进滑膜（囊）。与此同时，为了防止进一步的损害，肌肉在其被拉长的位置得到了强化，关节压力被释放，使得润滑液再次进入。

被动拉伸和按摩对关节炎处长期疼痛的缓解根本无用。当某个关节被拉开时，这种拉伸只是减少了部分压力，但当患者站立或将全身重量落在关节部位时，疼痛将会再次出现。肌肉应在其被拉长的位置得到强化，以能够撑起关节周围的肌肉进而保持关节部位减压。被拉长的肌肉提供了支撑的作用，这就是它们在萎缩前原本的样子（在萎缩前，纵长肌本就起到支撑的作用）。在每一次的离心收缩拉伸中，缓解骨关节炎症状的基本要求就是肌肉的拉伸和强化。

骨质疏松症

除了无生命的牙齿釉层外，骨组织是身体中最坚硬的部分。骨组织是由钙（其中含有镁）盐物质化合而成的，它们保证了骨骼具有一定的坚硬度，骨头内还密布着由有机物形成的多孔柱物质。这种多孔柱的设计使坚硬的钙骨具有一定的韧性和弹性。

骨头是活着的组织。骨内细胞（被称为骨细胞）维持着骨头功能的完整性。骨组织有着丰富的血液供给，当骨质受损时，也会像其他活体组织一样流血。骨骼对运动的反应与肌肉大致相同。锻炼会导致骨骼长度增加，而缺乏锻炼则会导致骨骼变弱。运动是将钙元素输送到骨骼中的好方法。骨骼内钙元素的流失会导致骨密度减少，也就是大家所知道的骨质疏松症。常健身的人群在运动中其骨质有较好的承压能力，但对骨质疏松症人群来说，同样的压力则可能导致骨折。

随着年龄的增长，骨骼会变得越来越虚弱，这种情况在更年期女性身上更为明显，因为她们的雌激素分泌在此期间会大量减少（虽然女性患病的概率是男性的4倍以上，但是男性也会患骨质疏松症）。饮食不规律的年轻女性因患暴食症或厌食症而导致骨质疏松者也很常见。骨质也会损失矿物质中的纤维质，这种流失导致骨头变得脆弱，在受压时易发生骨裂。

骨质疏松症是一种令人衰弱的疾病，可以被预防，同时，在很多情况下我们甚至可以使其发生逆转。身体的任何骨头都可能发生骨质疏松，但更多见于髋骨和脊柱骨。髋骨骨折几乎总是需要入院并采取大型手术进行治疗。这会影响患者独立行走的能力，严重时甚至能导致患者长期或是终生残疾。

为了保持骨骼的健康和强壮，有规律的负重训练和饮食中充足的钙摄入都是很有必要的。很多处方药物也能帮助治疗骨质疏松症（负重训练应和药物治疗同时进行）。但和大多数人所认为的正相反，负重训练并不包括举重。负重训练仅指每天给予全身骨架足够的压力以对骨头造成适宜压力的训练。人体自身就承受着足够大的重量。

负重训练要求你弯曲脊柱，向前、向后、向两侧旋转身躯。我们需要锻炼全身的二百余块骨头，而不单单是最明显、最大的那几块。我们要弯曲和伸直我们的手指和双脚；抬起、放下、弯曲和伸展我们的胳膊和腿。大量的大的、全身性动作以及微小的动作对于锻炼全身骨骼都很有必要。

除了给骨头施加压力外，我们还需要给其补充钙质。最简单且最有效，而且既能锻炼骨质也能为骨头补钙的方法就是全身性的大范围运动，因为运动造成的抽吸效应能加速血液在骨头里的循环。假使你认为每天早上服用钙片已经能够满足你的骨骼所需，也要知道在久坐的情况下补充钙质和在运动的同时补充同等数量的钙质对骨骼所产生的效果并不一样。

髋骨疼痛

由于行走或跳跃都需要很大力量，髋骨关节往往要承受几倍于体重的重量。因此髋骨的健康就显得尤为重要，而髋骨疼痛将会严重影响一个人的整体状态。

髋骨关节将腿和躯干连接起来。大腿骨（股骨）的顶部在由骨盆骨骼构成的凹槽内旋转活动，这个凹槽称为关节窝。尽管很多髋骨疼痛都能从关节自身找到原因，但髋骨周围的相关部位也会造成疼痛。腿部连接躯干的肌肉的不平衡也能引起髋骨疼痛。高强度运动中对髋骨关节的过度使用可造成关节部位的压迫性损伤。髋骨疼痛的原因多种多样，包括关节炎、髂胫束损伤、骨裂、扭伤、坐骨神经痛以及过度损伤。

髋骨肌肉、黏液囊和韧带是关节抵挡压力的一道防护墙。当这些组织发炎时，髋骨将不能正常工作，疼痛就发生了。

轻缓的全身性伸展运动通常是缓解髋骨疼痛，比如坐骨神经痛的最快方法，使因肌肉收缩造成的紧绷和神经压迫通过肌肉的放松得到了缓解。如果什么都不做，除非医生或理疗专家建议你这样，否则这将导致肌肉进一步收缩、萎缩以及疼痛的加剧。

膝盖疼痛

膝部关节连接着大腿和小腿，它由两部分构成——一部分在股骨和胫骨之间，另一部分在股骨和髌骨之间。膝部支撑着全身的重量，脆弱的膝盖最易受伤并最容易发生关节炎症。

关节置换术

过去的几十年里，关节置换手术的出现对人们而言越来越司空见惯。如果能在第一时间保护关节，我们就能避免这种危险且昂贵的手术。随着年龄的增长，人类对髋部和膝部关节替换手术的需求会越来越高，是时候从过去吸取经验，关注一下关节损伤预防了。

关于关节置换，主要原因有三个：超重、肌肉的不充分使用和使用过度。

1.超重导致关节损伤：人体自身并不善于处理肥胖问题。人体关节不能承受过多的重量，因此，超高的体重会引起创伤和关节损伤，最终造成关节严重磨损，需要更换。

2.肌肉的不充分使用压迫关节：包括膝盖和臀部在内的身体每一部分肌肉的不完全使用都会因肌肉萎缩和关节损伤对关节造成压迫，最终造成关节严重磨损，需要更换。

3.肌肉的过度使用压迫关节：肌肉的过度使用多发于运动员在训练或运动中过度强化关节周围肌肉的情况。重复的力量训练和运动中不断的撞击伤都会挤压关节，这种挤压会导致关节损伤。此类损伤在那些走路时脚步过重、咚咚地走或是所走的每一步都要用力踏地的人身上也很常见。任何过度的使用都会导致关节损伤。如果这种行为不停止，关节最终会严重磨损，需要更换。

损伤可能发生在韧带、黏液囊或肌腱等任何一处，也可能发生在构成膝盖的韧带、软骨、半月板和骨头等处。膝盖结构的复杂性以及它是活跃的承重关节的事实是造成膝盖受伤最常发生且疼痛的主要原因。

膝盖疼痛的起因包括骨裂、肌腱炎、半月板撕裂、韧带撕裂、软骨损伤（常因久坐而引发）以及前十字韧带损伤——一种常见的运动损伤。

背部疼痛

在北美人口中，有80%～90%的人在他们一生中的某段时间会被背部疼痛困扰。因背部疼痛问题导致劳动力缺乏而造成了数十亿美元的经济损失，同时也产生了数十亿美元的医疗账单如药物治疗费、向医生问诊和寻求治疗的医疗费用。

虽然背部疼痛有很多医学原因，但最常见的原因却是力学上的——不平衡的肌肉。随着年龄的增长，脊柱椎间盘内部的果冻状物质会逐渐缩水变干。当某一椎间盘内收缩不均衡时，一边就会比另一边干得更快，脊柱就会变成楔形或饼状。这种不均衡的收缩原因有很多：向某一边倾斜过多，用一侧肩膀扛重物，用某个动作背孩子或常用同一只手臂接发球。无论原因是什么，只要椎间盘一侧比另一侧低，结果都是一样的。当脊柱部位的肌肉尽力维持脊柱挺直时，一边的肌肉会试着拉起较低的另一边，这就是肌肉的过度使用（也导致了不平衡现象）。

当过度使用的肌肉变得疲劳时，它们就会僵硬得像木棒一样。这种不自觉形成的痉挛异常疼痛。周围的肌肉都参与保护疲劳的肌肉，直到背部肌肉进入如岩石般僵硬的全痉挛状态。这种疼痛在肌肉放松前要持续10天左右。任何有以上经历的人都知道那种痛苦，为了不再经历第二次，他们愿意做任何尝试。

痉挛是身体通过抑制疲劳的肌肉再做任何运动来达到自我保护的一种方式；实际上，痉挛使疲劳的肌肉得到了休息。有点讽刺的是，身体保护自我的方式恰好也是折磨人的痛苦来源。脊柱椎间盘内物质失去水分的过程开始于我们二十几岁时，在六十几岁时结束，这就是为什么背部疼痛最常发生在25～65岁的原因了。

一次全面爆发的背部痉挛有时可以持续长达14天。在痉挛过后，我们需要集中精力预防其再次发生。做好预防工作（假设背部痉挛80%是由肌肉状态不平衡造成的），我们需要保持肌肉永久平衡。一旦肌肉达到平衡，一部分肌肉将不会再超负荷工作。由于80%的背部疼痛是由肌肉骨骼的生物力学失衡造成的，那么就有80%的可能性（统计上的），背部疼痛患者其肌肉状态分布不平衡。

离心收缩拉伸的一部分目的是为了缓解背部疼痛。许多患者声称在做了离心收缩拉伸之后，背部的剧烈疼痛就停止了，甚至还有不少人声称自己"被治愈"了。但背部疼痛不是疾病——它是一种身体状况，你并不能治愈它，而是要学会控制它。控制的感觉和"治愈"类似，但是如果你停止锻炼，背部疼痛将很有可能会再次发生。

假使造成疼痛的原因是凹凸不平的椎间盘，除非椎间盘内物质完全变干和再次变为平坦，疼痛都将存在。尝试过的人都知道，就像对待大多数损伤一样，有规律的拉伸和强化训练是摆脱背部疼痛最简单也是最快捷的方法。

现在你已经对离心收缩拉伸有了更多的了解，是时候学习如何做了。在第三部分，你可以从不同的锻炼方法中选择你需要的，每一种方法都针对不同的情况，都保证会帮助你唤醒线粒体、点燃新陈代谢、预防慢性疾病、激发脑细胞新生，让你更有精神，同时帮助你塑造一个修长健美的像舞者一样美丽的身体。所有这一切都通过每天锻炼30分钟来实现。现在，让我们开始吧！

八种逆龄锻炼法

CHAPTER 9

第九章 如何进行锻炼

我们许多人都想让自己看起来比实际年龄年轻10岁，漂亮10岁。要做到这些，良好的姿势以及强壮且灵活的肌肉二者都要具备。而想要解决任何使我们感到虚弱、僵化、无精打采的肌肉萎缩问题，首先要做的，就是进行一系列柔韧性和强化性训练来抵抗肌肉萎缩。

我很高兴将这些锻炼方法分享给你们，因为我已经在那些每天都坚持做30分钟离心收缩拉伸的练习者身上看到了惊人的效果。相关研究表明：离心收缩拉伸中的拉伸和强化是最安全、最有效、成效最显著的。身体会越来越协调并充满弹性，肌肉受伤的可能性被降至最低。梦寐以求的"舞者"身材你可以拥有，同时你还可拥有更修长、更精瘦的肌肉，精力更容易集中，身体消耗脂肪的线粒体功能更强。唤醒你身体的每一块肌肉，重回青春，调动身体的每一个细胞——没有过早的细胞损失！你已经准备好重返青春了。

在锻炼初期，要把握自己的节奏，不要过度锻炼。前1~2周，每天锻炼30分钟，但要确保锻炼时动作轻柔且放松。事实上，如果你不是以强化肌肉为目的，肌肉反而会加强得更快。保持放松的状态，你会收获更多；过于强迫自己，你得到的只会是气馁和放弃。

如果你身体状况很好，你可能会对离心收缩拉伸的效果心存怀疑。还记得那个受伤的芭蕾舞演员安妮的故事吗？她受伤后通过练习离心收缩拉伸，两周后就以更强的状态重返了舞台。勇敢去尝试吧，让成果来为离心收缩拉伸正名。

如果你身体状况很差，或是虚弱无力，或是正在或多或少地遭受着肌肉萎缩的痛苦，导致任何练习对你来说都很困难。但请不要沮丧。也许你的胳膊像负重一样活动困难，后背稍微挺直一些都会让你大汗淋漓、浑身发抖。尝试每天进行30分钟的训练，时间不用太长。根据我的经验，不出两周，这些练习就会变得轻而易举，大汗淋漓的现象也将不再发生。

我常为人体的恢复力之强而感到赞叹不已：无论你的状态有多糟，往往都能获得事半功倍的效果。

做一个聪明的练习者

离心收缩拉伸建议的锻炼时间是每天大约半小时。因为人体锻炼半小时的效果良好，且不会造成身体损伤或使你过分沉迷于健身。为了保持健康，你所要做的就是30分钟内进行全身性拉伸和力度训练。训练过度或不足都会产生一系列问题。训练的重点在于把握程度。

如果你在训练中感到剧烈的、"刀割"般的疼痛，立刻中止训练。这种疼痛是身体对超出安全界限发出了警告：继续下去可能会导致损伤。但是，如果你只是感到吃力和疲劳，就应继续训练。这是身体本应受到的挑战。

训练时，对身体应对挑战的速度做好记录。我很惊讶人体对刺激的接受程度以及面对新的要求和压力时极快的适应力和接受力。多么不可思议！即使你在生活中从来不锻炼，或身体缺乏活力，你的肌肉也会迅速对拉伸和强度训练做出反应，锻炼获得的好处会激发你不断进步并挑战自我。

离心收缩拉伸的两大规则

规则一：进行圆周运动

离心收缩拉伸建立在类似锁圈或车轮般循环连锁反应的功能理念基础上。我们知道，人体不是一个平面，而是三维立体的，并且能够以圆周形式进行运动。这个锻炼法的目的是模拟身体自然循环运动：手臂绕白部进行圆周运动，躯干利用脊柱的柔韧性进行圆周运动，腿部围绕臀窝进行圆周运动。

规则二：平衡身体

离心收缩拉伸改善你的体态并调整你全身的状态。无论怎样，为了使该训练法发挥作用，有一个需要严格遵守的规则：身体作为一个整体应同时活动以使全身的肌肉和关节得到彻底的调整。为了达到理想的健美体态，需要调动起每一块肌肉。

培养锻炼习惯

最佳的锻炼时间是什么时候？答案是只要你有时间随时都可以。根据自身的生物钟去确定一天之中你最乐于进行锻炼且最不易忽略的时间点。把锻炼作为每天早晨第一件要做的事将能帮助你形成一种长期不变的习惯。毕竟，如果你能在开始做其他事前完成健身，那么后面的事将不会对锻炼造成任何阻碍！但是，如果你认为午饭时间或是睡前1小时对你来说更适合，那也没问题——无论做什么锻炼，只要坚持每天进行30分钟即可。调动你的每个细胞，每一块肌肉，全身心地投入锻炼。哥本哈根大学的一项研究表明，仅仅一次的激烈运动就能够加深身体的长期记忆功能。但是持之以恒很重要，因为健身对大脑功能的明显改善会因锻炼的中断而逐渐消失。

最重要的是，学会享受锻炼的乐趣。它会让你的身体自我感觉如此美妙，乃至认为不是在锻炼。忘记"没有痛苦就没有收获"吧。你的身体知道什么对其有益。它将会感谢你让它如此放松，充满能量，充满活力，以及感觉如此年轻。

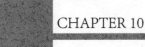

CHAPTER 10

第十章　纠正身体姿态

　　好的体态使你看起来年轻并充满自信，且能拉直脊柱，扩大造物主最初就赋予人类的胸腔空间，让身体各器官感到舒适。

　　弓腰驼背的不良姿势在缩减身体器官所需空间的同时也使整个人看起来疲惫不堪且衰老。脊柱萎缩使身体主要脏器位置下移，器官因缺乏空间而被向外挤压。这使我们看起来比实际上更胖！换句话说，好的姿势使我们看起来更年轻、更苗条；而不良的姿势使我们看上去更衰老、更肥胖！请做出你自己的选择吧。

　　但是，如果你的肌肉虚弱无力或有任何程度的萎缩情况，改善体态和拉伸背部就会困难重重。当肌肉强壮并富有弹性时，不仅保持良好的姿势是很简单、自然且令人感到舒适的事情，而且保持背部长时间挺直也比其他情况下更轻松、更舒服。人体脊柱被用于维持终生的良好姿态，但是保持这种良好姿态的唯一方式就是对脊柱进行锻炼。运动对于保持良好体态很重要，特别对于那些在办公桌前一天静坐8小时，其余时间则窝在沙发上看电视的人群来说。

如果看上去很棒这一点还不足以让你开始锻炼，那么想想良好的体态对身体器官的健康影响吧。不良的姿势影响着身体的每一个系统——心血管系统、神经系统、消化系统和骨骼系统。

不良的姿势会阻碍我们的肺部吸入足够量的氧气，造成大脑和肌肉缺氧，使人长期感到疲倦且行动迟缓；不良的姿势会增加消化系统压力，引起烧心、胀气、痉挛、腹胀和便秘；不良的姿势会阻碍心血管系统进行良好的血液循环。

不良的身体姿势是久坐的生活习惯造成的。缺乏活动直接导致肌肉萎缩：上百块维持脊椎挺直的肌肉发生功能减弱现象，肌肉老化，肌肉状态就会开始下滑。

虚弱萎缩的肌肉对脊柱直立状态下的支撑只要几分钟人体就会出现不适和疲劳。如果你的肌肉虚弱，保持良好正确的姿势就会很吃力，甚至难以做到。不要失望，我们的肌肉等待着并为自身的强化而做着准备。只需每天进行小小的训练，不出几周，我们就能达到极好的姿势。

机体与生俱来强壮并能令我们受用终生。它们不应该是虚弱的样子！一点训练就足以促使肌肉迅速变强。

人体的脊柱是由33块脊椎骨相互契合组成的，从头盖骨的底部到尾骨的末端呈现出自然的双S形曲线。这种双S形曲线赋予脊柱弹性，使其像手风琴一样可以收缩伸张。脊柱竖直伸张，身高增加；脊柱收缩，身高降低。如果你认真去测量不同姿势下的身高，你会发现数字上的一些变化。

躯干支配着数百块肌肉以维持良好的身体姿态。这些肌肉或大或小，从脊柱到肩膀、肋骨、头骨、腿部或是臀部。它们通力合作来保持脊柱强壮、灵活和健康。每一块肌肉对于身体的良好姿态都有着至关重要的作用，为此，我们应该锻炼每一块肌肉，拉伸并强化它们，以此来保持脊椎的平衡。只有脊柱部位的肌肉达到均衡发展，我们才会轻松舒适地维持一个好的姿态。脊椎在每个方向上不可思议地移动，因此，需要锻炼每一块脊柱部位的肌肉以使其保持功能完整。

为了达到良好的体态而去锻炼每一块肌肉，这样的训练难度令人望而却步。但我要展现给你的，其实很简单。唯一困难的部分是你对自身的承诺！你做好每周最少进行3次，坚持终生的锻炼准备了吗？

我已经设计了一系列融合了肌肉强度和弹性的训练，旨在维持良好姿态对肌肉的要求，这些训练还有助于控制体重和美体塑形。

你母亲可能时常提醒你："站直了！"她提醒得对，但有时我们并不十分清楚"直"的真正含义。健身训练和体育训练通常都过分强化了肩部、胳膊和上背部的肌肉，使人误以为这就是良好体态。但是，强壮却僵硬不流畅的背部与强壮而笔直并富有流线形的背部是完全不同的。

肌肉的强化应由动力学弹性机制确定一个恰当的程度；一旦

超过这个程度，就容易发生危险并且难以达到预期目标，进而导致肌肉过早萎缩。从事任何形式健身活动或体育活动的人都应遵循后退原则去检查锻炼的结果。时刻问自己，在锻炼中解决已有问题的同时，是否有新的问题产生。对训练的过分投入会产生新的伤害，当然这种说法很难被人们接受。我们也很难去接受这样的事实：一位受人尊敬的指导老师或是某位有可能成为我们朋友的人，他们所给予我们的训练实际上会给我们带来伤害。生活中充斥着各种选择和事实，因此，即使是对你有害的健身活动也会变得难以摆脱。

健身圈里最常提到的，对身体最有害的动作就是久坐！久坐将不可避免地导致人体加速衰老，出现不可逆转的肌肉萎缩和形成不良体态。这使身体的消化系统、骨骼结构和神经系统都进入下坡路并产生很多问题。

生活是如此美妙。我们不应以衰老多病的方式去生活！

手臂伸举练习

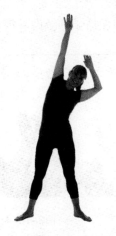

一只手臂尽力向上伸直，另一只手臂保持在头部附近弯曲。向上拉伸的同时，缓慢地呼吸3次。每一次呼吸的间隙，试着更进一步地向上拉伸手臂（见图3-10-1）。你会感到肋部、脊椎和腹部肌肉的缓慢拉伸。

图3-10-1

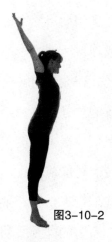

图3-10-2

当你已达到拉伸的极限，轻轻地将伸直的手臂向后拉。你会感到肩部关节前端的拉伸。深呼吸，屏住气息，放松肌肉的同时保持手臂在头部以上（见图3-10-2）。这种向后的运动有助于拉直脊柱，修正体态。左右手交替伸举16次。

腿部拉伸练习

平躺，一条腿弯曲，脚板平贴在地面上；抬起另一条腿，将腿尽力拉向自己（见图3-10-3）。记住要保持背部笔直贴紧地面。如

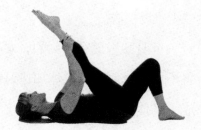

图3-10-3

果在腿伸直的过程中感到腿部肌肉过于紧绷，允许膝盖略微弯曲。这个动作的目的是为了拉伸腿部肌肉，而不仅仅是伸腿而已。每条腿保持90秒，再进行交换。每条腿做2次。

腿部拉伸的适应性做法

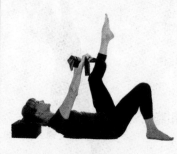

图3-10-4

如果你的背部过于肥厚，头部不能舒服地平躺在地板上，可以使用垫子。垫高头部有利于保护脊椎，同时减少对颈椎的压迫。（见图3-10-4）

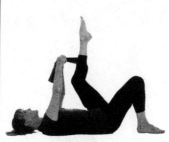

图3-10-5

如果你在背部躺平的情况下无法够到自己的腿，可在小腿部缠一条弹力带，拉动弹力带以将腿部拉向自己。如果在腿伸直的过程中感到腿部肌肉过于紧绷，允许膝盖略微弯曲。这个动作的目的是为了拉伸腿部肌肉，而不仅仅是伸腿而已。（见图3-10-5）

髂胫束拉伸练习

为了保护脊椎，请确保一条腿的膝盖弯曲时，脚掌向下紧贴地面。另一条腿向上伸直，脚掌向上（见图3-10-6）。

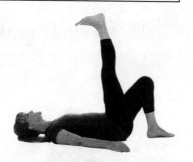

图3-10-6

注意：如果在腿伸直的过程中感到腿筋过于紧绷，允许膝盖略微弯曲。

轻轻地将伸直的腿压向身体一侧。将腿部向下压，压向胸部（见图3-10-7）。如果动作准确，能感到臀部至大腿外侧向下的肌肉出现些许不适感。但是，如果已经感到疼痛，请停止该动作。

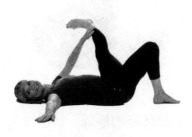

图3-10-7

婴儿式伸展练习

两种动作，你可以任选一种，取决于哪一种使你感觉更舒适。

动作1：平躺在地板上，保持脊椎伸直。双手抱住两条小腿使腿部弯曲，保持一个膝盖略低，另一个膝盖略高（见图3-10-8）。慢慢地交替转动臀部，以感受臀部肌肉的拉伸。每条腿保持运动15秒，共交换4次。

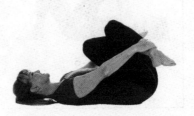

图3-10-8

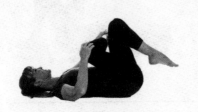

图3-10-9

动作2：平躺在地板上，保持脊椎伸直。将一只脚放在另一侧腿的膝盖上，同时将大腿向自己的胸部方向拉。交替转动臀部，以感受臀部肌肉的拉伸（见图3-10-9）。

在完成任意一种臀部拉伸的动作后，继续进入下半部脊椎的拉伸。在做舒缓的骨盆抬伸时，握住小腿，缓慢地抬起下半部脊椎使其离开地面（见图3-10-10）。该动作能增加下半部脊椎的弹性，有助于良好体态的形成。缓慢地交替转动你的臀部，活动脊椎，放松僵硬的脊椎部位。

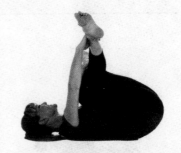

图3-10-10

普拉提式练习

第一步：坐在地板上，一条
腿向前弯曲，另一条腿向后抬起，
用手握住抬起腿的脚踝部分（见图
3-10-11）。

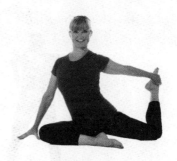

图3-10-11

第二步：将抬起腿的脚后跟慢
慢地压向臀部。确保身体的重量在大
腿上，而不在膝盖骨上（见图3-10-
12）。然后放松腿部，慢慢重复3次，
每条腿坚持16秒。

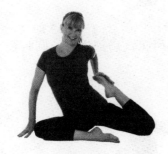

图3-10-12

天鹅式打开胸腔的练习

第一步：膝盖弯曲，背部弓起，尾椎骨向内收起，身体轻缓
地向前弯曲。与此同时弯曲手肘，双手放在身体前部，肘部拉向
身体（见图3-10-13）。

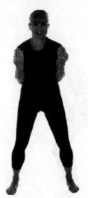 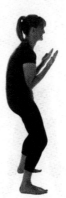

图3-10-13

第二步：抬高肩膀的同时肘部向后拉。（见图3-10-14）

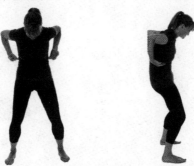

图3-10-14

第三步：肘部向后伸直，保持脊椎弓起，肩部抬高。同时在肩膀臼部扭动手臂。（见图3-10-15）

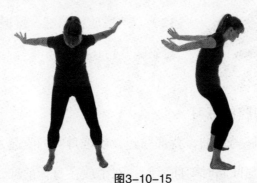

图3-10-15

第四步：缓慢将手臂环绕至胸前，保持肩膀耸起，肩周部位转动。（见图3-10-16）

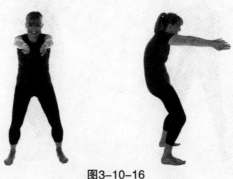

图3-10-16

第五步：十指相扣，同时将手部拉向胸前，确保你的肘部和肩部抬起。当手部靠近胸前时，双手向两边拉，十指紧扣不放松（见图3-10-17）。这会很好地拉伸肩胛骨之间的肌肉。

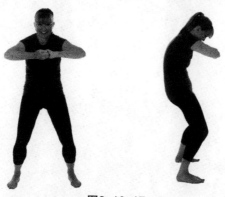

图3-10-17

第六步：保持肩部抬起，慢慢地伸直肘部，想象你正在推着某个东西向前（见图3-10-18）。

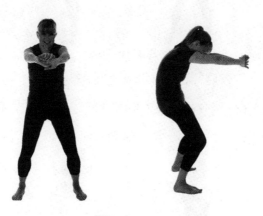

图3-10-18

第七步：缓慢将手臂举过头顶，尽可能向上伸展达到极限（见图3-10-19）。身体重心不要放在脊椎下部，在保持身体笔直的同时将重心略微前移。

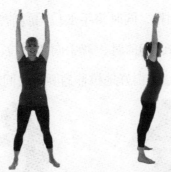

图3-10-19

第八步：肘部弯曲，掌心向外（见图3-10-20）。这个动作可以伸展胸部肌肉。

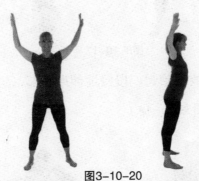

图3-10-20

第九步：双臂展开，打开胸部（见图3-10-21）。这个动作有助于拉伸和强化整个脊柱。9个步骤共重复进行3次。每一次完整的练习大约用时30秒。

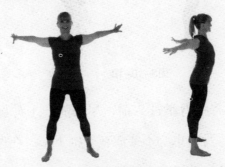

图3-10-21

体侧弓步弯曲练习

双腿自然分开，向一侧弓步侧腿，确保弯曲的膝盖和脚弓对齐。举起另一只手臂与耳朵对齐，保持肘部伸直（见图3-10-22）。举起的手臂尽可能向前伸，试着将手臂伸到几乎和肩窝分离的样子（放心

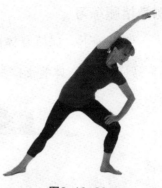

图3-10-22

吧——这是不可能做到的）！手臂越向前伸，腰部和脊椎的肌肉会得到越好的拉伸和锻炼。每一侧弯曲3秒，交替练习16～32次。

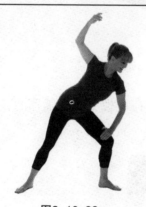

图3-10-23

体侧弓步练习的常见性错误

在做体侧弓步的时候对着镜子检查自己的动作，以确认准确无误。不要抬起伸直一侧腿的臀部，抬高的手肘不能弯曲。否则此动作对强化和增加肌肉弹性毫无益处（见图3-10-23）。

体侧弓步的另一个常见错误是将伸直的手臂贴近脸部而不是紧贴耳朵和头部。确保你的身体保持侧位，而不是旋转向下正对地面。不正确的姿势对锻炼腰部肌肉毫无作用（见图3-10-24）。

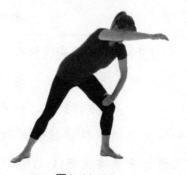

图3-10-24

侧身抬腿练习

　　侧身躺下，保持身体挺直，身下的手臂向前伸直紧贴头部，另一只手臂放在体前支撑身体（见图3-10-25）。

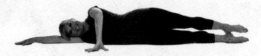

图3-10-25

　　双腿同时抬起，保持腹部和腿部肌肉收紧。注意力放在身体上部的拉伸和身体下部的分离上（见图3-10-26）。

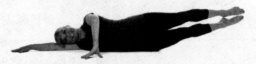

图3-10-26

仰卧起坐调整姿势

　　开始做一系列的仰卧起坐，双脚踩在地板上，膝盖弯曲，面朝上平躺，双手置于脑后，肘部打开（见图3-10-27）。

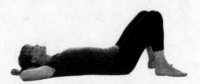

图3-10-27

仰卧起坐的适应性修改

　　如果身体躺下时头后部不平，放一个垫子来支撑颈部。利用垫子来拉直颈部并保护脆弱的颈椎，这种做法非常重要（见图3-10-28）。

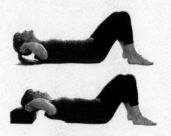

图3-10-28

第一步：肩部抬起离开地面开始做仰卧起坐。在整个过程中保持肘部打开，然后缓慢地将头部放至地面。确保颈部和脊椎在一条线上，腹部肌肉用力（见图3-10-29）。每一次仰卧起坐，肩部抬起用3秒，肩部放下也用3秒，重复16～32次。

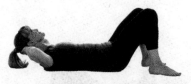

图3-10-29

仰卧起坐的常见错误

注意看图片里，肘部和头部都是正向前拉动身体。这样的动作不仅使颈部用力过猛造成颈部疼痛，而且对脊椎不利。同样重要的是，它并没有使用腹部肌肉，这样则达不到调整体态的目的（见图3-10-30）。

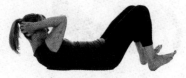

图3-10-30

第二步：转动上半身做侧身仰卧起坐（见图3-10-31），这能锻炼肋部的肌肉，美化腰部曲线。两手平放在脑后，一侧练习8次后再换另一侧练习。

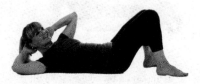

图3-10-31

第三步：在做侧身仰卧起坐的时候，试着将一只手臂的手指尽量向上伸展（见图3-10-32）。这样的动作可以拉伸腰部和腹部的肌肉线条，有助于塑造健美的身体曲线。一侧练习8次后再换另一侧练习。

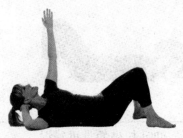

图3-10-32

第四步：在做侧身仰卧起坐时试着去触摸另一侧的膝盖（见图3-10-33）。这个动作能锻炼体侧和腹部的肌肉。一侧练习8次后再换另一侧练习。

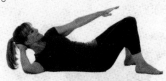

图3-10-33

第五步：在做侧身仰卧起坐时试着去触摸自己的脚踝（见图3-10-34）。这个动作能锻炼腰部和脊椎，帮助形成良好体态和强健脊椎。一侧练习8次后再换另一侧练习。

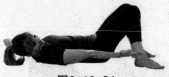

图3-10-34

第六步：双腿尽量抬高，保持膝盖弯曲（见图3-10-35）。重复练习8次这种简单的躯干仰卧起坐。

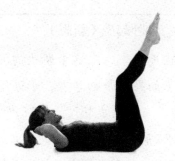

图3-10-35

> 注意：如果你的背部不够强壮，始终保持一只脚着地用以保护脊椎。在遇到双腿离地的练习时，这是你要一直遵循的规则：自发地将一条腿放在地板上。

第七步：使你的小腹部肌肉向下用力，同时利用强大的阻力将伸直的腿向下压（见图3-10-36）。重复16～32次这种慢版骑自行车动作。

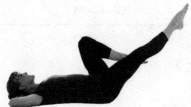

图3-10-36

对抗性腿部抬伸练习（新式）

双手置于脑后，一条腿伸直，脚尖向上。在将伸直的腿抬起的同时另一条腿缓慢弯曲。腿的位置不要高于图内所示的高度。整个练习过程中小腹部向下用力（见图3-10-37）。练习8次然后交换。

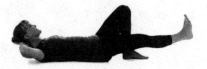

图3-10-37

仰卧起坐（新版）

　　背部向下平躺在地板上，在这个新版的仰卧起坐动作中只是腹部肌肉用力（如果你是初学者，千万不要练习这个动作）。两腿向上伸展，与地面成45°。做16次快速的小幅度剪刀腿动作，然后回到双脚平放在地板上、膝盖弯曲的状态，用以舒缓每组动作之间对脊椎的劳损（见图3-10-38）。重复做这种剪刀腿动作2~4次。

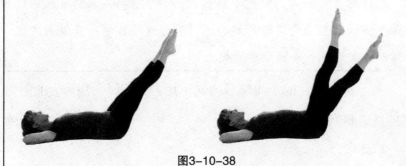

图3-10-38

脊椎旋转练习

　　曲臂胸前，脊椎向身体一侧旋转，保持手臂和地面平行（见图3-10-39）。这个动作能增加脊椎的灵活性进而调整体态。轻松地旋转，不要过分用力。

图3-10-39

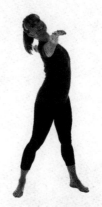

一只手臂向前伸直，另一只手臂向后伸直，这可以深度拉伸脊椎。脊椎向两侧交替旋转（见图3-10-40）。每次旋转用时6秒。做8~16次脊椎旋转。

图3-10-40

体前屈练习

上半身彻底放松，曲膝，身体向前弯曲，胳膊自然下垂。身体从一侧向另一侧摇晃（见图3-10-41）。每侧4秒，最少做8次。缓慢伸直背部站直，彻底拉伸脊椎。

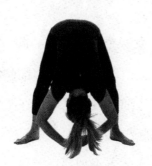

图3-10-41

CHAPTER 11

第十一章　加快你的减肥速度

　　我在书中反复提到，如果缺乏锻炼，人体平均每十年要流失7%~8%的肌肉细胞。如果你属于久坐一族，细胞流失的速度就会加快，肌肉萎缩会加速出现。随着肌肉细胞的流失，我们还损失了上千的线粒体。这些细胞器大批量地在肌肉细胞中生存，它们负责消耗人体内大量的热量。

　　线粒体的流失使人体更难消耗每天摄入的卡路里。这就导致了体重的失控，最终结果是体重的增加。未被及时消耗的热量被输送到身体的其他地方，身体将这些热量转化为脂肪储存起来以备后用。臀部、腹部以及其他脏器周围是脂肪的主要存储地。随着肌肉的萎缩，人体内胰岛素的敏感性会降低，从而会出现糖尿病样体形——四肢瘦小，腹部、臀部和其他脏器肥大，这并不是我们想要的！肌体细胞流失是体形改变的潜在主因，它和身体老化密切相关，而这是完全可以避免的！

对健身的两种观点可以帮助我们管理自己的体重：

（1）每天保持30分钟的全身性锻炼用以防止身体的六百多块肌肉发生萎缩。

（2）在锻炼中通过大规模的肌肉活动尽可能多地消耗热量。

消耗热量的关键在于激化肌肉，人体大量的肌肉在腰部和膝盖之间的位置。我将这部分肌肉称为"减肥肌肉群"，包括：腹肌、臀肌、股四头肌和腘绳肌。我们需要激发这些肌肉燃烧脂肪的功能。

对那些轻视心血管锻炼，选择在跑步机上跑步的人群（我也是这类人群中的一员），我为其准备了一系列的锻炼计划，这些计划在有效防止肌肉萎缩的同时能最大限度地消耗热量。我会一周做这些练习2～3次来保持肌肉细胞的熔炉火苗旺盛！我还会在每天额外做一些芭蕾舞的曲膝动作作为娱乐。每一次我在练习的时候，我知道多余的脂肪被燃烧掉了，线粒体的功能被唤醒了，这为我下一次锻炼提供了更多的能量和更多的脂肪燃烧。

腿部渐次抬伸练习

所有的动作集中在一条腿上，然后转身换另一条腿。每条腿的练习步骤用3分钟完成，共计6分钟。注意：一侧臀部必须保持在另一侧臀部的上方。

第一步：侧身躺下，两腿伸直，上侧手臂放在身前稳定身体。两腿尽力抬高（见图3-11-1），然后放下。确定身体不用力，只要腿部用力。做8～16次腿部抬伸。

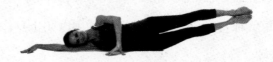

图3-11-1

提示：练习时可以想象你的大腿内侧是粘在一起的。

第二步：随着腿部抬起，加入仰卧起坐的动作。抬腿的同时抬起上半身，然后上半身再随腿部一起放下（见图3-11-2）。每一侧练习8～16次。

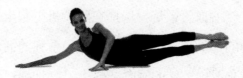

图3-11-2

第三步：抬起身体，用肘部支撑的同时，下侧腿弯曲，膝盖向前（见图3-11-3）。使腿侧（鞍部）面朝上。上侧的腿向髋部反方向伸展（见图3-11-4）。这种持续的反方向拉伸臀部，能帮助臀部减压，并且帮助脂肪燃烧。腿上下活动8～16次，保持脚尖向前，脚部弓起。腿部不需要抬很高，但要保持离开地面。

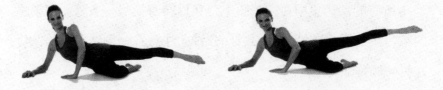

图3-11-3

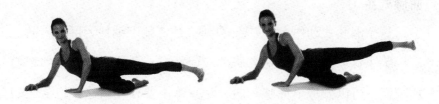

图3-11-4

第四步：继续将腿部反方向拉伸，脚弓弯曲。然后向内旋转腿部使脚跟向上（见图3-11-5A），接着向外旋转腿部使脚跟向下（见图3-11-5B）。在髋关节窝内旋转腿部，这有助于增加臀部的活动性。做8次全旋转。

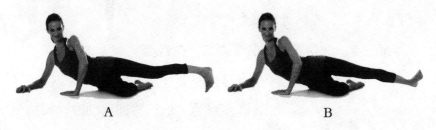

A   B

图3-11-5

第五步：腿部向前伸直，缓慢地上下移动8次（见图3-11-6）。

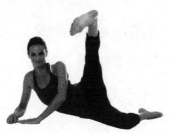

图3-11-6

适应性动作调整：如果你的背部受过伤或是很虚弱，始终保持膝盖轻微弯曲能减轻膝盖绷直对脊椎造成的压力。

曲膝式练习

这个曲膝式动作大概需要3分钟完成，能够消耗大量的热量。

为了保护膝部，膝盖和脚踝应保持在一条线上。如果你想增加难度，可以做深度曲膝。曲膝时身体不要移动。这种持续性的动作能在锻炼肌肉强度的同时增加肌肉的弹性和长度。

准备曲膝时，双腿大步分开，脚踝稍微翻转。为了保持背部挺直，可以想象背后顶着一面墙（见图3-11-7）。

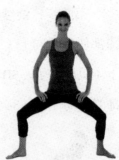

图3-11-7

适应性动作调整：如果你的臀部紧实，为了保持平衡，身体可能需要稍微向前倾。

第一步：保持基本的曲膝动作，将臀部移向身体一侧，然后回到身体中间，接着再移到另一侧。臀部活动时，保持上半身固定，只活动腰部以下。你可以自己控制每一次移动的节奏，来获得下部脊椎最大限度的活动（见图3-11-8）。臀部运动进行8次。

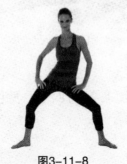

图3-11-8

第二步：保持基本的曲膝动作，一侧脚后跟抬离地面，当你将脚后跟放下时想象着它正在挤压一颗橙子。尽可能抬高脚后跟，这有助于增加脚部的柔韧性（见图3-11-9）。每只脚重复脚后跟练习4次。

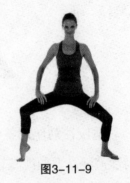

图3-11-9

第三步：保持基本的曲膝动作，一只手臂尽力向上伸直，达到极限（见图3-11-10A）。想象你要抓住上方垂下的一条绳子，然后肘部弯曲，贴向膝盖，能听到腰部嘎吱嘎吱响（见图3-11-10B）。每一侧练习8次。

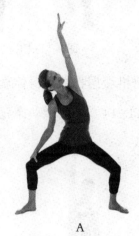

A

B

图3-11-10

第四步：保持膝盖弯曲，一只手臂向身体相反一侧尽力伸展。这有助于腰部塑形和调整体态（见图3-11-11）。两侧交替练习16次。

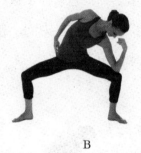

图3-11-11

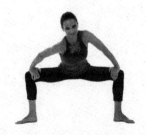

图3-11-12

第五步：保持基本的曲膝动作，两手放在大腿内侧，试着用力将大腿分开（见图3-11-12）。这可以锻炼臀部的灵活性。

除草式练习

每一侧都重复3个步骤的练习，共用时3分钟。

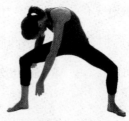

图3-11-13

第一步：双脚大步分开，膝盖弯曲，背部拱起，身体前倾（见图3-11-13）。

第二步：想象你正拔起一把草，脊椎缓慢收缩，身体直立，然后将这只手臂尽力向上伸（见图3-11-14）。整个动作完成大约用时6～10秒。

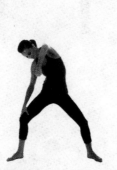

图3-11-14

提示：在整个运动中，通过收缩肌肉来给手臂制造阻力。

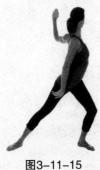

图3-11-15

第三步：当手臂向上伸展到达极限时，缓慢转动脊椎，并将手臂向身后推。同时，膝盖弯曲成弓步（见图3-11-15）。这个动作能缓解背部肌肉紧张，增加脊椎弹性。此旋转脊椎动作用时6秒。

侧弯练习

双腿大步分开，脚踝稍微翻转。手臂尽力向上伸直，贴近耳朵（见图3-11-16A）。采取侧弓步姿势，侧身弯曲躯干，手臂尽力向一侧伸展，感觉肋部的进一步拉伸（见图3-11-16B）。保持臀部下沉，以拉伸一侧的身体。这个动作在燃烧身体热量的同时，还能够起到瘦腰和锻炼身体核心的作用。

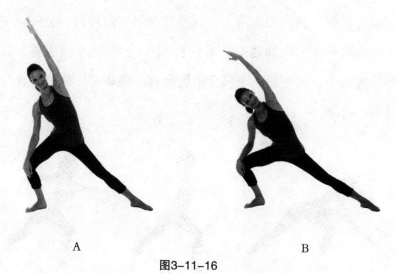

A   B

图3-11-16

两侧交替练习8～16次，用身体肌肉控制你的动作，而不是利用身体推力来活动。

提示：确保手臂紧贴头部，目的是锻炼腰部和体侧肌肉。

身体对角肌肉练习

第一步：双脚大步张开，两臂弯曲，肘部与肩平行（见图3-11-17）。这个动作常用在侧面肌肉锻炼向核心肌肉练习过渡时的对角肌肉练习，能有效保护脊椎。

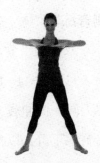

图3-11-17

第二步：这个对角前屈的练习有3个练习高度：地面、肩部和头顶。一只手臂向斜对面伸直，另一只手臂在身后向相反方向伸展（见图3-11-18）。然后交换手臂，做三个高度练习，每更换一个高度前先做好准备姿势。每个对角弓步练习8～16次。

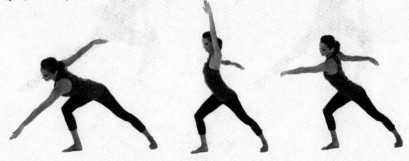

图3-11-18

对角弓步练习不仅能改善体态，还能增加脊椎的弹性和强度。

序列性仰卧起坐练习

开始练习序列性仰卧起坐前，需平躺在地板上，双脚掌贴紧地面，膝盖弯曲，双手置于脑后，肘部打开。

第一步：首先慢慢抬起肩膀，保持肘部张开，头部离开地面，将肩膀从一侧转向另一侧，然后将头部缓慢放下（见图

3-11-19）。

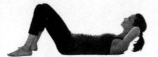 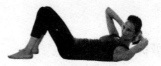

图3-11-19

> 提示：确保颈部与脊椎处于一条直线，腹部肌肉用力。如果需要，记得使用垫子支撑颈部。

第二步：一只手臂向上伸直，在伸出手臂的同时慢慢做8次仰卧起坐（见图3-11-20）。完成后换另一只手臂，继续做8次仰卧起坐，保持手臂向上伸展。

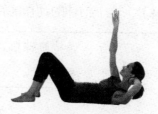

图3-11-20

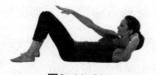

图3-11-21

第三步：一只手臂尽力触摸另一侧膝盖的同时，做8次仰卧起坐（见图3-11-21）。然后换另一只手臂重复前面的动作。

第四步：伸出一只手臂尽力去碰触身体同侧的脚踝，这个练习能强化你的腹斜肌（见图3-11-22）。做8次仰卧起坐，然后换另一只手臂继续。

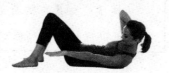

图3-11-22

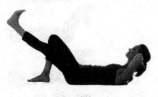

图3-11-23

第五步：双手置于脑后，一条腿向前伸直，脚部弯曲。做一次身体弯曲，慢慢将伸直的腿向上抬起，高度不得高于图中位置（见图3-11-23）。

重复8次，然后换另一条腿继续。

高级仰卧起坐练习

第一步：头部平放在地板上，双腿向上伸直（如果无法保持腿部伸直，可以适度弯曲膝盖）。试着抬起骨盆，练习8次（见图3-11-24）。这个抬伸的动作能锻炼小腹部肌肉。

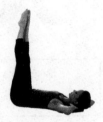

图3-11-24

提示：保持腹部肌肉用力。如果你需要额外的支撑，可将双手放于身体两侧。

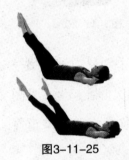

图3-11-25

第二步：回到最开始的动作，头部平放在地板上，肘部打开，两腿伸直向上抬起。然后稍微向地面方向降低双腿高度。确保整个练习过程中腹部肌肉都在用力（见图3-11-25）。进行8次双腿打开和闭合的练习。

提示：如果你的背部有伤或腹部肌肉无力，在整个练习过程中可以保持膝盖稍微弯曲，不要让双腿碰到地面。

第三步：头部平放在地板上，膝盖弯曲，腿部抬离地面。为了回到最开始的动作，大腿及膝盖与胸部保持90°。一只脚着地然后复原，重复8次，再换另一条腿（见图3-11-26）。现在一条腿的脚部弯曲，脚后跟轻轻点地来重复这个练习。重复8次，

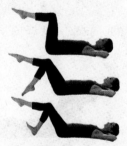

图3-11-26

然后换另一条腿。

弓步抬腿练习

第一步：身体站直，一条腿向前抬起
（见图3-11-27）。

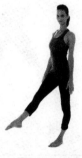

图3-11-27

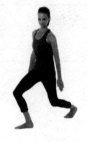

第二步：前腿落地，利用膝部肌肉的收
缩来吸收脚掌落地的冲力。试着轻轻落地，
不发出一点声音，然后弯曲后面的腿（见图
3-11-28）。

图3-11-28

第三步：前面的腿再次向前抬起，恢复到
起始动作（见图3-11-29）。这三个步骤的系
列性动作能锻炼股四头肌，并燃烧卡路里。每
条腿练习4～8次。

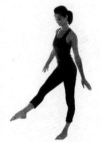

图3-11-29

对角肌肉抬拉练习

第一步：向前大弓步，双手抓握向前
伸，尽力远离肩膀（见图3-11-30）。你会
感觉上背部和肩膀肌肉有明显拉伸。

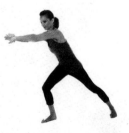

图3-11-30

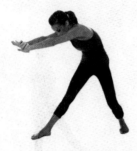

第二步：想象你在向前推东西，重心向后。手臂持续向前伸，继续做深度的上背部拉伸（见图3-11-31）。

图3-11-31

这个全身性的大幅度练习可以增强和拉伸上背部肌肉及脊椎，在改善你的体态的同时燃烧卡路里。

CHAPTER 12

第十二章　缓解关节疼痛

造成关节疼痛和炎症的原因有很多，最常见的原因之一是缺乏锻炼带来的肌肉萎缩。温和性的日常训练能够很大程度上缓解、减慢甚至阻止这种能够发展成关节炎的萎缩发生。本章中所有的练习对缓解关节压力，减轻任何类型的关节疼痛均有良好的效果，针对人群不分老幼。

随着年龄增长，如果不充分锻炼我们的肌肉，肌肉就会逐渐萎缩并退化。肌肉连接着骨头，所以当肌肉萎缩时，骨间距会缩小，对关节的摩擦会加剧。这是一个很缓慢的过程，我们日常是感觉不到的，但磨损和损伤长时间积累后，会带来毁灭性的后果。当关节出现活动性差、僵硬和疼痛时我们才会注意到问题的存在。这是肌肉对身体发出的信号，预示着关节炎症的发生。通过正确的锻炼，我们可以在炎症发生之初阻止其发展。

为了减慢肌肉萎缩的进程，阻止损伤的发生，我们需要进行日常的灵活性和强化性训练，例如经典式拉伸、离心收缩拉伸或者太极拳。

为了达到逆转关节压力的目的，我们坚决不能使用负重型训练机。我们需要通过关节的放松来缓解关节压力。强化训练会拉伸关节周边的肌肉，我们需要为关节减压，激活关节的再生机能，以此来阻止关节炎症和疼痛的发生。

身体的每个关节都要减压——手指、肩膀、脊椎、臀部、膝盖以及双脚。你想想：每只脚包含26块骨头、33块肌肉、31个关节以及超过100条韧带。那么两只脚就拥有了全身1/4以上的骨头（全身共有200余块骨头）。

所以，我们要为关节部位的锻炼创造尽可能多的机会，哪怕是极少量的活动。脱掉你的鞋子，最大限度地活动你的脚、脚趾和脚踝吧。

强化和增加臀部灵活性练习

利用椅子的辅助，一条腿向前踢8～16次，脚面伸直及弯曲交替进行，尝试将腿部和身躯分离，只有腿部在活动，身体保持不动（见图3-12-1）。为了缓解关节炎症，除了保持腿部和臀骨关节的分离外，踢腿的高度也很重要。

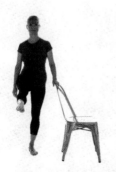
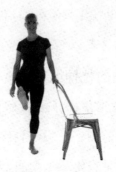

图3-12-1

强化脚部、踝关节和膝盖的练习

一条腿向前伸直的同时，弯曲另一条腿的膝盖（类似曲膝动作）。然后支撑的这条腿伸直，脚后跟抬起（见图3-12-2）。慢速重复这几步4次，然后换腿。这个练习有助于缓解关节部位的紧绷和僵硬，强化关节结构，增强关节灵活性。

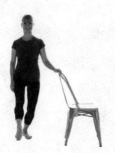
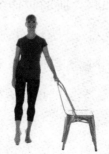

图3-12-2

髋部练习

一条腿弯曲，脚放在椅面上；支撑的那一条腿弯曲，背部保持挺直（见图3-12-3）。这个练习尽可能以多种方式活动髋部。伴随着髋部摇摆，臀部向后成弓形，然后向下叠起。这

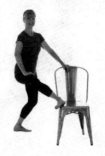

图3-12-3

177

个动作能帮助抚平臀窝处的褶皱，增强臀部活动性。

脊椎和腿筋的拉伸练习

一条腿放在椅子上，膝盖尽可能伸直。身体向前倾，一只手臂缓慢地向前伸过腿部，此时脊椎尽量挺直。你会感到腿筋甚至背部都在绷紧，缓慢地做拉伸和放松动作；不要停在某个动作上，这样会减弱弹性练习的效果（见图3-12-4）。这个动作练习1分钟左右，然后更换另一条腿练习。每条腿练习2次。

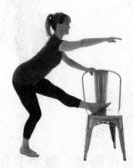

图3-12-4

股四头肌和腰大肌的拉伸练习

第一步：一只脚掌平放在椅面上，保持站立的一条腿膝盖弯曲，脚后跟抬起。盆骨向前倾斜，全身的重量落在椅子上（见图3-12-5）。

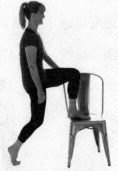

图3-12-5

第二步：骨盆保持倾斜，后脚跟落在地面上。你会感到臀部前段在拉伸。这个动作锻炼的肌肉群（我把它称为"老龄肌"）。负责制约脊椎下部的活动。当肌肉紧绷有弹性时，就显得我们年轻有活力。这个动作应缓慢地进行练习，用15秒来完成（见图3-12-6）。

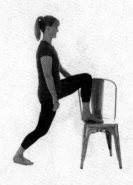

图3-12-6

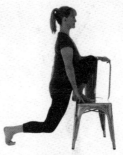

第三步：缓缓将后腿的膝盖压向地面。当膝盖无法再向下时，慢慢伸直腿，恢复到第一步的动作（见图3-12-7）。这条腿重复缓慢地练习前三步的动作，然后交换腿练习。有助于放松肌肉，减缓关节的紧绷，减轻关节炎症疼痛和不适。

图3-12-7

内转肌肉或大腿内侧肌肉的拉伸练习

将腿自然放在椅子上，腿部向内转的同时略微弯曲（见图3-12-8）。这个练习的关键是保持腿部的转动和弯曲，直到你找到大腿内侧收紧的那个点。缓慢地拉伸练习1分钟。

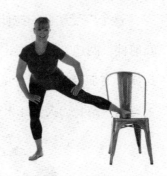

图3-12-8

单臂向上伸直的练习

第一步：一只手臂尽力向上伸直。另一侧身体放松（见图3-12-9）。这个动作能最大限度拉伸你一侧的脊椎。

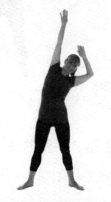

图3-12-9

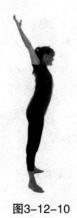

图3-12-10

第二步：缓慢地将伸直的手臂向头后压，尽可能保持舒适（见图3-12-10）。这个动作有助于打开胸腔，在拉长脊椎的同时改善体形，预防脊椎炎症的发生。前两步练习10秒后换另一只手臂。每只手臂至少练习4次。

手掌向前压伸练习

这个广受欢迎的拉伸练习，可以放松脊椎和上半身。压住手掌向前伸，两边交替摇摆，尽可能向一边弯曲身体，能最大限度放松身体，增加身体弹性（见图3-12-11）。非常缓慢地从一边移动到另一边，做4~8次。如果很喜欢这类动作，可以自行把握时间。

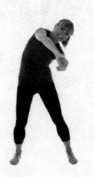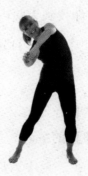

图3-12-11

手指、手腕的练习

手臂向两侧伸开，肘部伸直，快速地收缩拳头。这个练习能增强手部的功能，拉伸手指部位的肌肉，有助于预防和改善腕关

节和手指的炎症。快速的握拳、打开练习最少做32～64次（见图
3-12-12）。

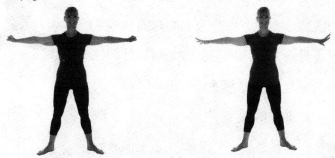

图3-12-12

肩部、手臂的练习

手臂向后压，肩窝不用力，保持双手掌弯曲，肘部笔直（见
图3-12-13）。你大概不会喜欢这种练习，但你会爱上这个练习
带来的好处：手臂的放松以及上半身疼痛的减轻。这个练习能增
加肩部和脊椎的活动性，同时预防肌肉萎缩的发生。手臂的弯曲
练习宜缓慢，练习16次即可。

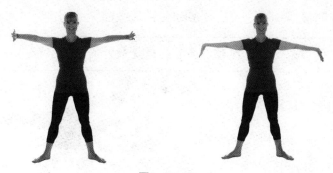

图3-12-13

脚后跟抬起的曲膝练习

第一步：首先双脚分开，膝盖位置在脚后跟的位置之外。双

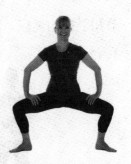

脚尽力分开，直到你感到疼痛为止。双脚距离过宽或过窄都会给膝盖造成过大的压力。缓慢的曲膝动作中，保持应有的弯曲和膝盖的伸展（见图3-12-14）。这个动作可以拉长股四头肌，平复臀部褶皱。也可以锻炼股四头肌，帮助缓解关节部位炎症。在增加脚后跟抬起的练习之前，至少做8次慢速曲膝练习。

图3-12-14

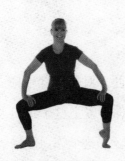

第二步：尽力抬高一侧的脚后跟。将全身重量放在抬起的脚后跟上，尽可能拉伸胫骨部位肌肉（见图3-12-15）。确保用五个脚趾来分担身体的重量。也要保持脚踝平稳，不会左右摇动，脚踝应与小腿胫骨呈一条直线。脚后跟的抬起放下练习至少做3次，再换另一侧练习。两边交换练习2遍。曲膝练习是缓解膝盖、臀部和脚踝疼痛的最佳练习之一。用3~4分钟来做曲膝练习。

图3-12-15

> 提示：这个动作对于膝盖疼痛是最好的练习。

侧抬腿练习

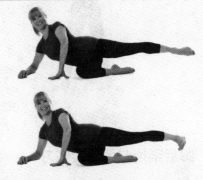

腿部向身体反方向伸直，脚尖绷直。与此同时抬起腿，每条腿保持3秒抬起。脚尖绷直的抬腿练习最少8次，最多32次，脚部弯曲的抬腿次数同样8~32次，然

图3-12-16

后换另一条腿练习（见图3-12-16）。这个侧抬腿的练习能释放
髋部关节压力，缓解髋部疼痛以及预防可能进一步发生的髋部损
伤。

提示：这个练习对髋部关节炎症效果极佳。

擦桌式动作练习

双脚分开，膝盖和手臂弯曲，手掌向
下。五指尽力分开，想象你正在用大块抹布
擦桌子的动作（见图3-12-17）。接着骨盆
向一侧慢慢倾斜，脊椎弯曲。

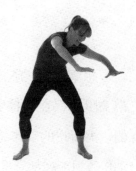

图3-12-17

身体从一侧向另一侧移动，想象桌面又黏又脏。这个动作能
活动整个脊椎、上半身和手臂。至少做8次擦桌子练习，从一边到
另一边（见图3-12-18）。

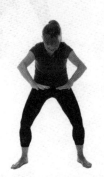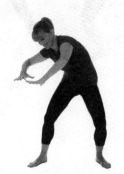

图3-12-18

提示：这个动作能缓解背部疼痛。

擦窗式动作练习

双脚分开，膝盖和手臂弯曲，手指分开，做出好像在用一块大抹布擦窗户的动作（见图3-12-19）。手臂将脸部框住，保持肘部彻底张开。

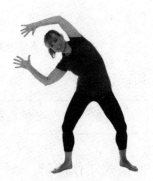

图3-12-19

想象窗户很脏，你的双手四处移动。但是肮脏的窗户很黏，带来阻力。在"擦窗户"时缓慢移动身体，从一侧移动到另一侧，擦窗户的动作练习4～8次（见图3-12-20）。这种擦窗式的动作练习能增加脊椎的活动性，润滑脊椎骨节，减少背部疼痛。

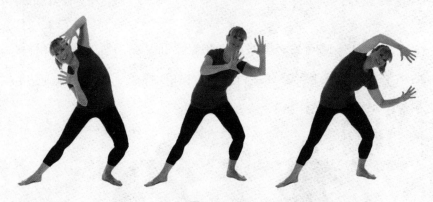

图3-12-20

CHAPTER 13

第十三章　增加身体的能量

　　即使年轻人也会遇到精力不足的困扰。如果你的工作很繁忙，还要抚养小孩，生活的焦灼忙乱使你无暇锻炼。请一定不要这样做！下面的锻炼能赋予你通过最残忍竞争的力量和忍耐力。

　　随着年龄的增长，身体的各项机能都在下滑。走路慢了，站起身慢了，穿衣服慢了，甚至进食也慢了。这个减慢的过程经历漫长的时间，使我们毫无察觉。当身边都是年轻人，他们使用很少的精力就能快速地做事时，你才发现你正在慢下来。

　　从某种方面看，慢下来是成熟的标志，因为我们终于能花时间来感恩世界了。但我所了解的所有中年人和老年人表示，他们仍想要证明自身价值，还想去享受人生。人类从未放弃对身体充满活动和能量的渴望，在更快和更慢中，我们想拥有选择权！想要达到这个目的，我们必须要了解如何保持能量。

能量存在于我们的肌肉中，在控制热量消耗的线粒体里。我们要开大能量的火炉，从中获取能量，然后去做我们想做的。

一种常见的错误观点认为，要提升能量水平，需要坚持长期在跑步机上锻炼。我65岁了，虽然我很少使用跑步机（我花在跑步机上的时间不超过我人生的1/12），但依然充满活力。

我的工作之一是训练奥运会运动员的能量机能。在训练之初，我会和他们比赛，看谁更快。他们往往对此嗤之以鼻，认为他们40年来从未输过，但结果是我赢了！从此，他们学会了正视当脚、脚趾、膝盖和臀部充满力量和弹性时的显著效果。运动员血液里与生俱来的竞争性，使我能很轻松地指导他们做脚部、踝部和臀部的训练。他们都试图战胜我，他们能通过锻炼提升自己的步法速度。

我最为人称道的能量训练故事是一位奥运会花样滑冰运动员约·罗谢特，她的教练用尽了各种方法来增加她身体的能量。运动员们常在没有其他选择时，最后向我求助，她也一样。约当时20岁，却没有足够的精力在比赛中全力完成竞技项目，所以她错过了很多比赛奖杯。她的教练认为精力不足是缺乏有氧运动的结果，所以她常与专业的足球运动员一起跑步，希望能增加她的能量。但事与愿违。

当约找到我的时候，她在世界花样滑冰的排名是第11名。在我对她的情况进行分析后，我首先发现她的脚趾和脚踝缺乏活动和锻炼。由于常年穿戴过紧的滑冰鞋或跑鞋，缺乏赤脚的练习，这类情况烦扰着许多专业运动员。

约的花样滑冰鞋妨碍了她踝部和脚趾的活动，导致脚掌、脚踝、小腿和胫骨肌肉过早萎缩。她的肌肉萎缩程度相当于那些数周没有运动的人。那些人在几周后能肉眼看到肌肉发生萎缩！而这也发生在约的脚上了。尽管她只有20岁，但她的全部时间都用在了花样滑冰上，这意味着她的脚一直被滑冰鞋所固定，而这种固定导致了肌肉的瘦小无力，促使萎缩的发生。萎缩进而导致她胫骨、小腿和脚部越来越无力，这才是她精力不足的根本原因。

接下来的7个月，我都在训练和拉伸她的足部，来改变肌肉萎缩的情况。她在都灵奥运会上，获得了世界第五的成绩。后来在温哥华奥运会上她赢得了花样滑冰的铜牌。

约的故事告诉我，导致精力流失的原因有很多，关键是不要单一地将强化心血管系统作为增加能量的唯一途径。

强壮富有弹性的脚部和下肢的神奇之处是，它告诉我们不仅要增加身体能量，还要增加脚部的弹跳性。没有比脚步健硕和能量充沛更能使我们感到青春活力了，也没有比步伐短小和疲惫更能使我们感到衰老和无力了。

我已经将一系列能增加身体能量和脚步弹性的训练归类在一起。我建议每周做2～3次这种练习。你能看到精力迅速地增加，最棒的是——你会感到年轻了10岁。

把杆脚部练习

第一步：站在把杆（或是稳固的高背椅子）前，两脚分开。脚后跟上下移动来锻炼小腿（见图3-13-1）。保持膝盖笔直。重复练习8次。

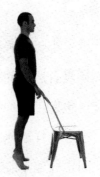

图3-13-1

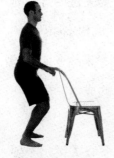

第二步：膝盖弯曲，保持脚后跟落地，目的是锻炼小腿（见图3-13-2）。

图3-13-2

第三步：保持膝盖弯曲的同时做脚后跟的上下移动，使用把杆或椅子做支撑（见图3-13-3）。重复练习8次。

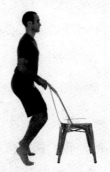

图3-13-3

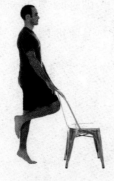

第四步：单腿站立，另一条腿弯曲，做脚后跟的上下移动（见图3-13-4）。每只脚重复练习4次。

图3-13-4

188

小腿的渐进拉伸练习

第一步：一条腿向后伸，另一条腿向前，目的是拉伸小腿（见图3-13-5）。这个动作保持6秒。

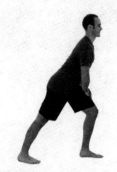

图3-13-5

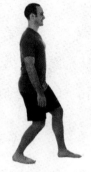

图3-13-6

第二步：后腿膝盖略微弯曲，做跟腱的拉伸练习（见图3-13-6）。保持这个动作6秒。前后移动重复练习2个步骤3次。

脚部练习（抬脚后跟）

第一步：一只脚略向后，两个膝盖弯曲，脚后跟落地（见图3-13-7）。练习3次。

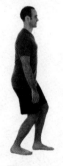

图3-13-7

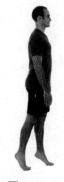

图3-13-8

第二步：踝部肌肉缩紧来防止脚踝颤抖，脚后跟抬起，来锻炼脚掌。膝盖绷直（见图3-13-8）。这个姿势保持6秒，然后脚后跟慢慢落地。回到第一步。练习3次，然后交换腿。

侧卧腿部抬举练习

第一步：侧卧，身体保持笔直，一只手臂弯曲在身前以支撑身体，另一只手向上伸直（见图3-13-9）。身体躺平，两条腿同时上抬练习8次。

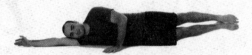

图3-13-9

第二步：一条腿抬起，脚尖绷直，专注于腿部向外用力，努力使腿部反向臀骨窝和身体拉伸（见图3-13-10）。这个动作练习8~16次，保持脚尖绷直。

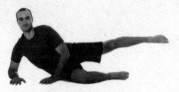

图3-13-10

第三步：抬起一条腿的同时脚部弯曲，专注于腿部向外用力，反向身体拉伸（见图3-13-11）。这个动作练习8~16次，保持脚部弯曲。

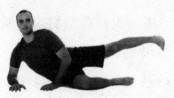

图3-13-11

在完成一侧腿部练习后，坐下，双手环抱弯曲的膝盖，臀部晃动来放松紧张的肌肉。

站立式抬腿练习

　　一条腿向前抬起放下，脚尖绷直，腿尽力向外伸直（见图3-13-12）。在抬腿练习时，保持后背和腰部挺直。做8～16次抬腿练习。

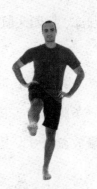

图3-13-12

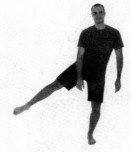

　　一条腿向身体一侧做抬腿练习，脚尖绷直，腿尽力向外伸直。膝盖转向前（见图3-13-13）。侧抬腿练习做8～16次。

图3-13-13

　　一条腿向后伸直，臀部向下收缩，做抬腿练习，尽力将腿朝外拉伸。背部保持挺直，不要向前倾。抬腿练习8～16次。

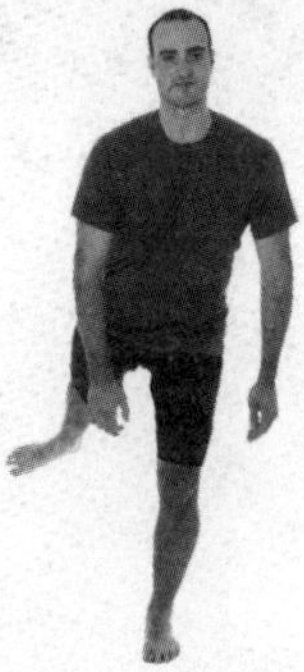

　　向前、向侧面、向后踢腿8次，脚尖绷直然后弯曲交替练习；然后换腿继续练习（见图3-13-14）。这可以锻炼身体平衡和强化臀部力量。这个练习大约持续3分钟，全程保持脊椎向上，背部挺直。

图3-13-14

曲膝能量练习

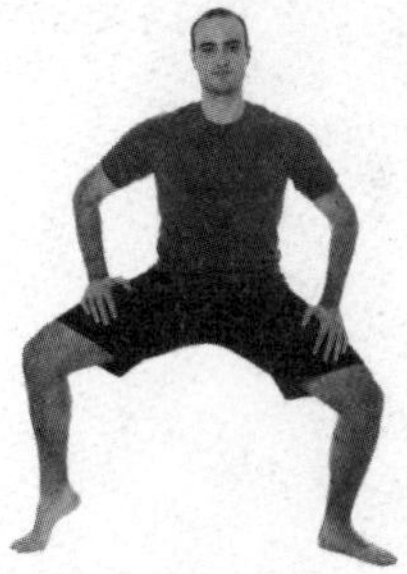

　　第一步：做出曲膝动作，脚后跟抬起练习3次，想象脚下踩着一个橙子（见图3-13-15）。这个脚后跟抬起的动作能强化

图3-13-15

踝部、股四头肌和膝盖。

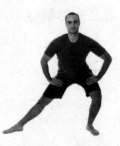

第二步：曲膝，一条腿伸直，保持另一条腿弯曲，拉伸腹股沟肌肉。将身体重量放在深弓步上（见图3-13-16）。

图3-13-16

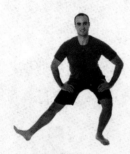

第三步：脚后跟落地，脚踝弯曲（见图3-13-17）。回到最开始的动作上，重复练习整个步骤8次，然后换另一侧。

图3-13-17

CHAPTER 14

第十四章　缓解身体疼痛

引发疼痛的原因有很多，请医生来诊断疼痛的原因，处理掉所有医疗问题后，你才能毫无顾虑地自由锻炼。一旦你的医生排除了其他问题，而你的疼痛与肌肉、关节或是老化有关，接下来的锻炼就是你最好的选择。

当你正经历疼痛，请不要惧怕锻炼。只有一种疼痛需要注意，那就是剧烈的、刀割般的疼痛，这是身体不能承受某种锻炼强度而对你发出的警告，常出现在损伤发生之前。但是，大多数经历疼痛的人还是害怕运动，认为这会给自己带来更多的痛苦。正相反，运动是缓解大部分疼痛最好的方式——所以，运动起来！

我坚持去看医生而不要进行自我诊断，因为造成疼痛的原因有很多。

一旦医生认为你可以开始锻炼了，那么，在本章中用我推荐的练习能有助于缓解疼痛。也许你会对如此简单迅速就能缓解疼痛的练习表示惊讶。记住：静止和久坐的生活方式是造成慢性疼痛的一部分原因，因为这会导致肌肉萎缩。

如何进行缓解疼痛训练

这一系列的训练可以缓解手指、膝盖、脊椎、臀部和小腿疼痛。训练分为两个阶段。

阶段1：修复

第一阶段通过增加血液流动来迅速缓解疼痛。在这个阶段的整个过程中你需要放松自己。不要认为你是在强化它——将其视为修复过程。使你全身的肌肉彻底放松！在放松的情况下，大的全身性运动将有助于血液流动，这促使修复过程加速进行。当肌肉还在锻炼模式中处于收缩状态时，血液的流动速度会大大减慢。

阶段2：坚定信念

第二阶段会要求尽可能做高强度的锻炼。只有高强度训练才会给肌肉带来持续的变化，使肌肉分裂的同时持续强化。

第一阶段缓解疼痛；第二阶段疼痛又回来了。当你不再感到疼痛时，进行第二阶段。当你在强化增加肌肉弹性的同时，会不断地为关节部位减压，因此停止挤压肌肉的活动。本阶段将关节拉开，给其足够的活动空间和良好的润滑。第二阶段防止了骨与骨之间的摩擦，而这正是造成疼痛的原因！

准备好为缓解疼痛的身体力量而惊讶吧！

人的身体结构是强壮的、有弹性的且富有平衡感的，能在练习中迅速做出反应。多年的疼痛也许只需要一两次的锻炼就会得到很大缓解。疼痛治疗固然好，但它不能根治疼痛。治疗也可能加快潜在问题的爆发，掩盖了真正的病源。如果疼痛是由肌肉萎缩导致关节压迫引起的，唯一持续缓解疼痛的办法是通过拉伸强化关节为关节减压。

我把这称之为减压训练，它可以缓解由肌肉萎缩造成的压力。减压训练适用于所有关节，从脊椎的骨节，到背部、臀部、膝盖、脚部和手指等部位的关节。拉长、强化和调整训练是关节减压、缓解疼痛的核心。如果你的关节部位损伤并没有严重到需要更换的地步，这些训练可以缓解你的疼痛。确保每天做30分钟的练习（或者融入到你计划的日常基础训练中）。每一个练习都会让你离告别疼痛越来越近！

腰部旋转练习

第一步：双腿分开站立，双臂笔直伸过头顶（见图3-14-1）。胳膊尽力向上伸展，直到脊椎有拉伸感。

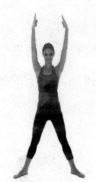

图3-14-1

第二步：想象你在用双臂和上半身画半圆。身体向一侧慢慢弯曲，双臂保持向斜上方伸直，接着向前和另一侧继续画半圆。最后一个动作回到最初的姿势，两只手臂向上举过头顶（见图3-14-2）。换一个方向重复进行画圆练习。画圆重复4~6次，然后换另一侧。

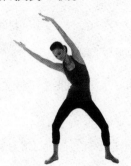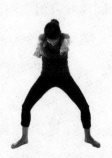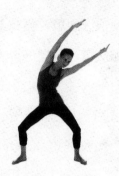

图3-14-2

提示：这个动作能缓解背部和臀部疼痛。

手臂练习

当你做这组动作时，一直保持双臂打开与肩同高，第一步到第四步都保持如此。

第一步：手臂向两侧伸直，肘部笔直，手部弯曲（见图3-14-3）。做8次慢速抽动向下的练习，想象你正在推着一个重物向下。

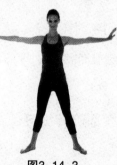

图3-14-3

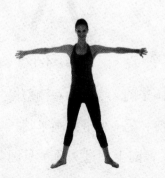

图3-14-4

第二步：胳膊向后旋转。手臂向后抽动，想象你在负重（见图3-14-4）。做8次慢速向后抽动练习。

提示：这个练习能帮助缓解肩部和手指的疼痛，并且对缓解关节炎症状和长时间的办公室工作造成的不适有良好效果。

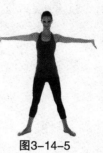

图3-14-5

第三步：转动手臂方向使手腕向上。手臂向上抽动想象你正在负重（见图3-14-5）。做8次慢速的向上抽动练习。

重复三个步骤的练习2～4次。

第四步：手臂向两侧打开，做假设你向前扔球的动作（见图3-14-6）。扔球的动作至少练习32次。

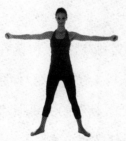
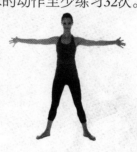

图3-14-6

椅子上的臀部练习

一只脚放在椅面上，两个膝盖都保持弯曲。交换练习弓背及挺背的动作（见图3-14-7）。弓背与挺背的动作其实是在拉伸臀部和下半身脊椎，这能缓解脊椎压力，增强脊柱活动性，进而改善体态。脊椎活动宜慢速练习3～4次。

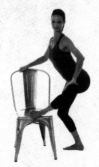
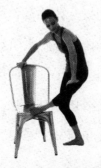

图3-14-7

椅子上的腰大肌拉伸练习

第一步：一只脚平放在椅面上。另一条腿膝盖弯曲的同时抬起后脚跟，将全身的重心向前（见图3-14-8）。尾椎骨最大限度向下收。保持这个姿势，然后进行下一步。

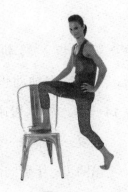

图3-14-8

第二步：尾椎骨继续保持向下收，抬起的脚后跟慢慢落在地上（见图3-14-9）。这可以拉伸腰大肌，一块能够延缓衰老的关键肌肉（腰大肌紧绷是背部疼痛的主因）。

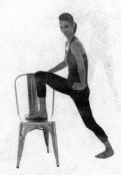

图3-14-9

第三步：尾椎骨向下收。站立的一条腿膝盖缓缓向地板移动。全身的重量放在椅子上。膝盖尽力向下移动，然后立刻恢复到最开始的动作（见图3-14-10）。这能拉伸股四头肌。不要太频繁地拉伸股四头肌，过分锻炼股四头肌会对膝盖造成不必要的负担。

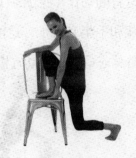

图3-14-10

每条腿重复3个步骤3次，然后交换腿练习。

腿筋、脊椎和髂胫束的拉伸练习

第一步：一条腿放在椅子上，尽量保持膝盖伸直。站立的一条腿向前弯曲，脊椎保持笔直，两只手臂同时从腿部向前伸展，直到一只手长于腿的位置（见图3-14-11）。在手臂向前的时候，一条腿放在椅子上，坚持30秒后换另一只手臂向前伸，每只手臂练习5秒。

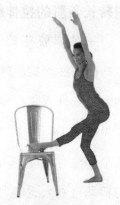

图3-14-11

适应性调整：如果膝盖不能绷直，你可以适当弯曲膝盖。

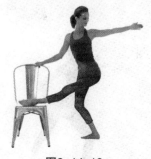

图3-14-12

第二步：内侧的手扶着椅子，脊椎向椅子的反方向扭转，用外侧的手臂来辅助脊椎转动。先深吸一口气，呼气时更进一步扭转脊椎（见图3-14-12）。保持扭转的姿势5秒，放松，然后重复练习3次。

第三步：一条腿放在椅子上时腿尽量伸直，臀部尽量向椅子的高度看齐，脚部弯曲（见图3-14-13）。你的外侧膝盖会感到些许不适，这是因为髂胫束肌肉在被拉伸。这个拉伸动作缓慢练习30秒。

换另一条腿重复练习。

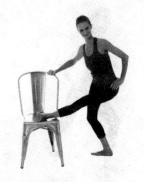

图3-14-13

内转长条肌的拉伸练习

一条腿放在椅子上，另一条腿略微向前弯曲。抬起的这条腿缓慢向内转动，直到你大腿内侧肌肉感到明显拉伸（见图3-14-14）。每个人都认为拉伸这个部位有难度，所以保持腿部向两边的转动直到大腿内侧肌肉被拉紧。只要

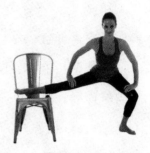

图3-14-14

感到肌肉被拉紧，就开始向内和向外转动腿部。每条腿最长练习20秒。这个练习有助于缓解臀部疼痛。

小腿肌肉和比目鱼肌的练习

第一步：一条腿向后伸，保持膝盖绷直，脚后跟落地（见图3-14-15）。这可以练习小腿的长条形肌肉。这个动作保持6秒，然后进行下一步动作。

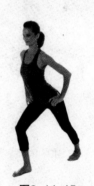

图3-14-15

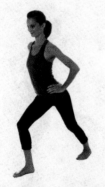

第二步：后膝盖弯曲，臀部向下收，脚后跟保持落地（见图3-14-16）。这可以练习小腿的短条形肌肉。这个拉伸动作保持6秒，然后重复第一步的动作。2个步骤交替练习3次。

图3-14-16

腰大肌、股四头肌和腿筋的拉伸练习

第一步：膝盖弯曲，脚后跟抬起，尾椎骨向下收（见图3-14-17）。这个动作能拉伸腰大肌。保持6～8秒，然后进行下一步。

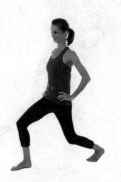

图3-14-17

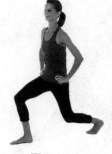

第二步：膝盖弯曲向下，拉伸股四头肌（见图3-14-18）。保持6～8秒。在进行下一步练习之前重复练习前两步。

图3-14-18

第三步：后腿向前伸，脚部弯曲。身体向前弯曲，彻底拉伸脊椎的同时，臀部缓慢向两侧摇摆（见图3-14-19）。这个动作能彻底拉伸腿筋肌肉。臀部每一侧晃动保持5秒，臀部活动4～6次。

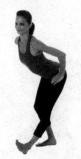

图3-14-19

对紧绷的肩部做拉伸练习

第一步：侧弓步，身体对角弯曲。保持臀部不要翘起（见图3-14-20）。拉伸6秒。

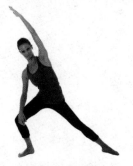

图3-14-20

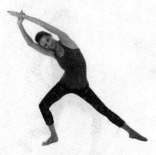

图3-14-21

第二步：握住一只手腕，尽力拉动胳膊，感到肋骨和身体一侧被拉伸（见图3-14-21）。坚持6秒。

提示：这个拉伸练习对缓解身体上部和肩部疼痛有良好效果。

第三步：一只手臂将拉伸的手臂轻柔地向下压。这能轻微地拉伸胸部和肩部肌肉（见图3-14-22）。拉伸6秒。

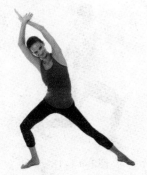

图3-14-22

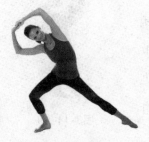

图3-14-23

第四步：保持两手高于头部，在你向一侧弯曲身体时手在头顶做出帽子的形状（见图3-14-23）。拉伸6秒。

第五步：手掌放松，手臂伸直。这个动作能拉伸脊椎和肩部关节（见图3-14-24）。拉伸6秒。

换身体另一侧重复一至五步的练习，每一侧交换练习几次。

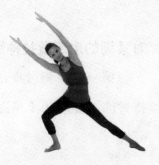

图3-14-24

缓解膝盖疼痛的曲膝练习

做曲膝动作，两腿间距要大，脚部略微向外打开。两侧膝盖弯曲，使膝盖和脚踝成一条线（见图3-14-25）。想象你背后抵着一面墙，背部保持挺直。

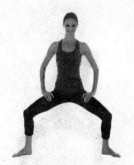

图3-14-25

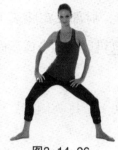

图3-14-26

第一步：臀部左右移动最少8次（见图3-14-26）。缓慢的移动是为了感受臀部最大程度的拉伸。

提示1：如果你的臀部很紧绷，身体略微向前倾以保持平衡。许多人害怕如图中一样打开腿。试着张开腿到和模特一样的宽度，只要你不会感到一点疼痛。膝盖弯曲到会感到疼为止。这种曲膝练习能迅速缓解慢性膝盖疼痛。

提示2：为了保护膝盖，膝盖和脚踝要保持在一条线上。如果你想增加难度，做更大的曲膝动作。曲膝时请不要移动。保持这个动作能增加身体血液流动，润滑关节。

第二步：抬起一只脚后跟，拉伸胫骨肌肉（见图3-14-27）。这个动作有助于缓解脚踝、脚部和膝盖疼痛。交换之前重复练习3次。

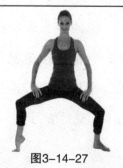

图3-14-27

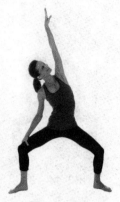

图3-14-28

第三步：在曲膝的基础上加入手臂的练习，除了锻炼腿部还可以锻炼躯干。一只手臂向上尽量伸展（见图3-14-28）。这个动作在缓解膝盖压力的同时还可以拉伸肋部，强化腹部肌肉。

想象手臂向下拉，肘部放在膝盖上（见图3-14-29）。这可以拉伸身体反向的肌肉。

用一个深度侧面拉伸结束（见图3-14-30）。每一侧重复练习4次，然后进行第四步。

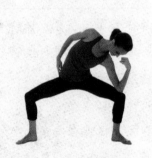

图3-14-29

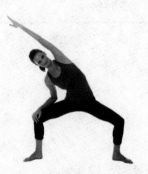

图3-14-30

第四步：保持曲膝，身体向前弯曲，脊椎保持挺直；一次打开一侧膝盖，来拉伸腹股沟肌肉（见图3-14-31）。交替练习至少4次。

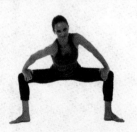

图3-14-31

肩部爆炸练习

第一步：脊椎弓起，尾骨向下收，双手紧扣在身前。试着双手向两边拉，肩部和上半身能有令人愉快的拉伸感（见图3-14-32）。在拉伸过程中肩膀要抬起。拉伸6秒。

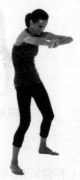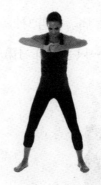

图3-14-32

提示：这是一个广受欢迎的练习，能缓解肩膀疼痛。

第二步：双手紧扣，轻柔向外推（见图3-14-33）。背部上方和肩部会有额外的拉伸感。拉伸6～10秒。

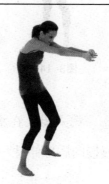

图3-14-33

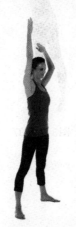

图3-14-34

第三步：一只手臂尽力向上伸直；这可以拉伸脊椎一侧的肌肉。保持另一侧肩膀下沉，缓解脊椎沿线的肌肉（见图3-14-34）。拉伸6秒。

第四步：在手臂尽力向上伸展的基础上，手臂向后压，目的是拉伸胸部肌肉（见图3-14-35）。这有助于改善体态，缓解肩部疼痛。拉伸3秒。

换另一只手臂练习第三步和第四步。

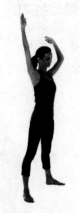

图3-14-35

第五步：两只手臂同时举过头顶，保持3秒（见图3-14-36）。

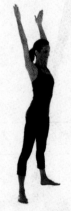

图3-14-36

第六步：在承受抵抗力的同时，手臂慢慢向后拉伸6秒（见图3-14-37）。

一至六步至少练习4次，以缓解背部和肩部疼痛。

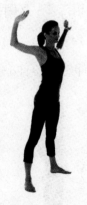

图3-14-37

CHAPTER 15

第十五章 提高身体平衡性

不要忘了，如果我们不做任何锻炼，平均每十年我们可能会失去7%～8%肌肉细胞，包括神经细胞！这对我们维持良好的平衡反应能力有极大的影响。

随着年龄的增长，扶着墙或是楼梯的扶手，或者朋友的一只手来帮自己直起身体似乎成了再自然不过的事。正如别人看待衰老的观点，平衡能力的丧失正在一点点增加。但和其他一些身体机能一样，平衡能力是可以保持并提高的，我们可以不必将其视为衰老不可避免的损失。

将婴儿推出舒适的环境之外，迫使神经采集信息反应给肌肉，指导肌肉来保持婴儿直立。在几次摔倒后，肌肉学会了如何保持垂直，使孩子能够直立行走。

为了维持身体平衡能力，我们需要复制这个自我教育的模式，迫使神经细胞苏醒并使肌肉稳定下来。神经细胞好比肌肉细胞，因为停止使用而发生萎缩。它们都需要经常被使用来维持机能。我们要做一些练习来挑战身体平衡反应，在身体不失去平衡的情况下很难做到。不要把这个练习看成是某种强化训练，要看成是一种"故意的失去平衡"的训练。

这个练习旨在刺激你的平衡反应。极重要的一点是，在练习中不要使用任何帮助。像一个婴儿一样，你需要让平衡系统采集必要的信息来激活你的肌肉。如果你因身体失衡而紧张，靠近墙以便随时都能立刻扶住墙（尽量不去扶）。尽管一开始你会觉得训练有难度且费力，但你的平衡能力会很快提高而不是降低！

画字母的练习

我所知道的最佳的平衡训练是单腿站立时用另一条腿画字母。最开始可以慢慢来，再逐渐加快速度，然后换另一条腿练习（见图3-15-1）。

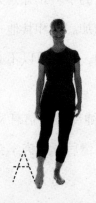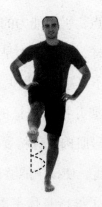

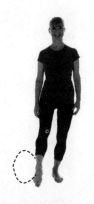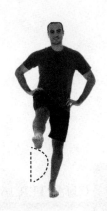

图3-15-1

练习的最终目标是单腿站立的同时能画完A～Z的字母，每条腿画字母表两次。在你一次就能用两条腿先后画字母表两次之前，大概会花费不到一周的时间。这个练习很有趣！

提示：这个练习能刺激你的平衡反应。

CHAPTER 16

第十六章　提高身体活性

　　有时候，特别是一次长时间的娱乐影音活动后，即使是成年人从沙发起身时也会感到浑身肌肉僵硬。又或者是那些过度训练的运动员不能很舒服地弯腰坐在地板上——不适也会出现在起身时。那些保持久坐生活模式的人常遇到上下车困难的问题。更糟糕的是，上下车困难的程度会导致体重不同程度的增加。造成上下车、坐在沙发上和起身、从地板上蹲起等困难的原因是肌肉因为缺乏锻炼变得虚弱，出现不同程度的萎缩。

　　一个成人的身体很重。试着抱起一个成年人，你会发现这很费力。你需要足以抱起自己体重的力量，如果肌肉很虚弱，上下车对你来说就很困难且令人烦恼。

　　当你经常不锻炼肌肉，或是长期久坐，肌肉就会渐渐萎缩——肌肉在逐渐缩小。不要惊慌！有很多练习可以改变这个状况，只要你准备好每天练习30分钟。培养锻炼习惯的最好方法是早晨醒来，在吃饭或者洗澡前训练，不知不觉锻炼的习惯就形成了。

如果你从未重视过锻炼，总有一天你的个人生活品质和健康状况要你身边的人来为你做决定。虚弱的肌肉状况对自身健康不利，同时给你身边的亲人带来巨大压力。如果你已经有上下车困难的问题，最终你会需要帮助。搀扶一个成年人的重量会对帮助者造成损伤，我知道这令人吃惊，因为伤者是那些因帮助虚弱病人翻身或是离开椅子而无意中受伤的家人、护士和护工。

通过日常基础锻炼来获得力量，是一种对身边亲人爱的表达。也许你还没有遇到这种情况；也许你是一个年轻的母亲，每天追着孩子跑而不注意锻炼自身；也许你因陪孩子溜冰而疲惫不堪。请留意那些上了年纪的妇人挣扎要从车上下来的样子——她就是你20（或者10）年后的样子，除非你现在就行动起来！

我们全身都需要充满力量和活动性，特别是腿、臀和背腰处，需要轻松独立地到处活动。

让我们用一些练习来解决这些问题。最好的起始强化锻炼要求全身肌肉的参与，包括上下车的练习，或者穿着滑冰鞋尽量快速的站立和坐下练习。十次为一组，几个小时后再重复练习。这个坐下站立的练习一天几次即可。这个练习能轻松快速地强化臀部、背部和膝盖的肌肉与关节。如果你常久坐，第一天做这样的练习会有些困难——坐下站立的练习你也许只能做一组中的2～3次。但是相信我——身体渴望强化性锻炼，它会很快做出反应。

不到一周，你就能活动得更快、更轻松。

一旦锻炼有了进展，加入一些新的练习。曲膝的练习能强化股四头肌和臀肌，腹股沟部位的拉伸增加了臀部肌肉的活动性。下车或是穿着滑冰鞋从地上站起来时，我们需要转动脊椎。风车式拉伸能增加脊椎及周边肌肉的活动性和力量性，使转身的动作更容易且更有效。侧身弓步练习能强化腿部和臀部、脚部、脊椎，还能增加大腿内侧和腹股沟肌肉的弹性——这对滑冰和下车同样有效。手臂8字练习能增加上半身的弹性，当我们上车与下车时，身体的弯曲动作能更自然顺畅。

这些练习一天至少一次，我建议你在每天早晨进行练习。如果在练习之初感到有点恶心或者头晕，别担心，这常常是因血液加速循环，氧气被运送到身体细胞，毒素被排出造成的。练习刚开始的时候慢点，只要一点儿运动来促进血液循环。每锻炼一次，你可以更用力一点儿。构建和强化肌肉的最佳方法是慢慢地循序渐进。很快你整个人就会焕然一新！

钟表式练习

第一步：身体站直，两臂向上伸过头顶，尽力向上伸直（见图3-16-1）。侧面看脊椎要保持笔直。

> 提示：这个练习能增加脊椎和核心的力量性和活动性。

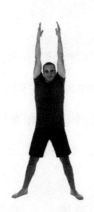
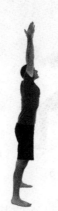

图3-16-1

第二步：身体向一侧弯曲，尽力向上拉伸身体，双臂紧贴（见图3-16-2）。

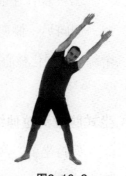

图3-16-2

第三步：弯曲角度慢慢加深。用6秒向一侧弯曲，再用6秒恢复起始姿势（见图3-16-3）。这个练习能强化脊椎，增加身体的活动性。重复练习第二至三步4次，每次练习后换另一侧。

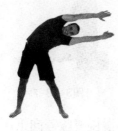

图3-16-3

针对臀部、膝盖、身体活性的曲膝练习

第一步：脚后跟抬起放下练习3次，在脚掌平贴地面前想象脚下踩着一个橙子（见图3-16-4）。抬脚跟的练习能强化脚踝、股四头肌和膝盖。

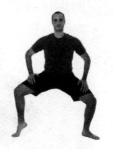

图3-16-4

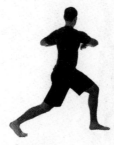

图3-16-5

第二步：在基础曲膝动作的基础上，转动脊椎，将背部转向前（见图3-16-5）。这个练习能强化和拉伸背部和臀部肌肉。保持曲膝动作，交换方向练习8次。

第三步：在曲膝动作的基础上，身体由一侧向另一侧弯曲（见图3-16-6）。这个练习能强化核心肌肉群。

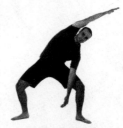

图3-16-6

坐式腹股沟拉伸练习

保持坐姿，两腿弯曲，脚心相对，背部挺直（见图3-16-7）。这里注意，演示者坐在两个增高垫上。很多人在做腹股沟拉伸练习时需要坐在增高垫上：这有助于脊椎挺直，目的是纠正腹股沟肌肉状态。

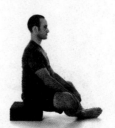

图3-16-7

第一步：身体向前弯曲，肘部放在膝盖上慢慢将膝盖向下压（见图3-16-8）。下压6秒左右。

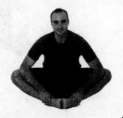 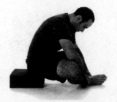

图3-16-8

第二步：双手用力将双腿挤压在一起，此时腿部肌肉应用力想要打开双腿（见图3-16-9）。这个动作练习6秒。快速缓解肌肉紧张，进行第三步练习。

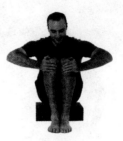

图3-16-9

第三步：将膝盖向下压，拉伸腹股沟肌肉（见图3-16-10）。这个动作在放开膝盖时，能帮助腹股沟进行更深的肌肉拉伸。练习6秒。

一至三步重复练习4次。

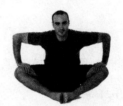

图3-16-10

深度侧身弯曲练习

交替进行16次慢而连贯的侧身弓步练习（见图3-16-11）。这有助于身体活动，无论你是在打网球，上下车，从浴缸爬起来还是上床去。

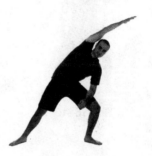

图3-16-11

单臂8字形练习

第一步：背部拱起，身体略微向前弯曲。伸直一只手臂向内旋转，手臂在身前大幅度摆动（见图3-16-12）。这个动作能拉伸背部的肌肉，增加其肌肉活动性。一至二步骤练习6秒，慢慢结束。

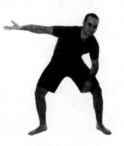

图3-16-12

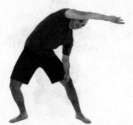

第二步：完成手臂的大幅度摆动，手臂向对面伸直（见图3-16-13）。

图3-16-13

第三步：手臂缓缓上举过头顶，胳膊、脊椎和身躯保持笔直，整个直立练习6秒（见图3-16-14）。

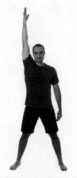

图3-16-14

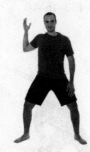

第四步：将手臂缓缓向下拉，准备开始手臂的全方位旋转（见图3-16-15）。

一至四步重复练习4次，然后换另一只胳膊继续。

图3-16-15

脊柱弯曲练习

第一步：身体以放松的姿态向前弯曲，头部和双臂自然下垂（见图3-16-16）。这个练习能提高脊柱的灵活性。

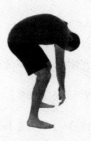 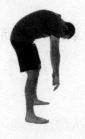

第二步：一次抬起一节脊椎

图3-16-16   图3-16-17

骨，从地面到上方，整个练习中身体保持放松（见图3-16-17）。

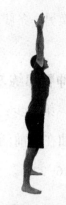

第三步：身体完全直立时结束动作（见图3-16-18）。在手臂上举时，重心不要向后。

一至三步重复慢速练习4次，脊柱的彻底弯曲练习用6~10秒完成。

图3-16-18

斜对角风车式练习

第一步：风车式练习指手臂从后向前持续旋转，去模仿风车转动。首先做一个体前弓步，一只手向前，一只手向后伸直，手臂指向墙角（见图3-16-19）。

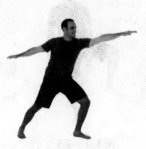

图3-16-19

第二步：开始风车式手臂转动。旋转一周用8~10秒（见图3-16-20）。

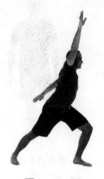

提示：这个练习能扩大脊椎的活动范围。

图3-16-20

第三步：继续练习，手臂的旋转运动不要停（见图3-16-21）。

每一侧做8次匀速风车式练习，然

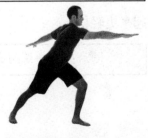

图3-16-21

后换另一条腿和另一个方向继续练习。

拉伸臀部练习

第一步：扶着椅子或者独立站好，一条腿弯曲在体前活动，拉伸臀部外侧的肌肉（见图3-16-22）。

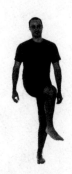

图3-16-22

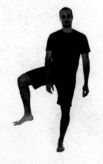

第二步：弯曲的腿向一侧打开，在不抬臀部的基础上尽可能保持腿的高度（见图3-16-23）。

图3-16-23

第三步：一条腿在身后弯曲，保持弯曲度，尽可能抬高腿（见图3-16-24）。

每条腿重复练习一至三步4次或5次。拉伸臀部练习的目的是去除臀部褶皱，放松臀部肌肉。这能极大提高臀部的灵活性，使臀部活动起来更轻松。

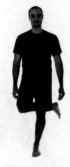

图3-16-24

提示：这个练习能增加臀部肌肉的灵活性。

保持膝部弯曲的臀部肌肉拉伸练习

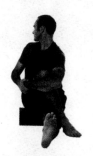

采取坐姿，怀抱膝盖，一只脚尽量紧贴臀部，脚掌落地。将膝盖拉向胸前。旋转脊椎，面部向后（见图3-16-25）。你能感受到一个深度的臀部拉伸。

每条腿拉伸30秒。

图3-16-25

坐姿时的脊椎拉伸练习

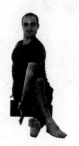

一只脚靠近小腿。脊椎挺直，另一侧手臂放在膝盖之外。转动脊椎，手臂好比脊椎的杠杆。深吸气，然后呼气，试着更进一步转动脊椎（见图3-16-26）。吸气和呼气各5秒，重复3次，然后换另一侧练习。

图3-16-26

提示：这个练习能提高脊椎的灵活性。

髂胫束的扶脚拉伸练习

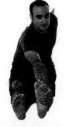

做这个练习时，一只手握住另一侧的脚，慢慢将身体拉向脚部（见图3-16-27）。如果你无法握住你的脚，握住你能触碰到的任何腿部部位，旋转脊椎，将身体向前拉，保持脚部弯曲。每条腿练习15秒。

图3-16-27

CHAPTER 17

第十七章　保护你的骨骼

　　骨质疏松症是指骨骼变薄变脆，失去原有的骨密度和弹性，极大增加了骨折的风险。骨质疏松的严重程度可大可小，早期缓慢的骨质疏松前兆被称为骨量减少。

　　在早期阶段，骨量的减少极其细微，且不会对我们的日常生活有什么影响。一旦骨量减少到了骨质疏松，就会出现持续的疼痛和体形的改变。患骨质疏松症的人，特别是那些病症正在发展的人，在锻炼中必须当心骨折的发生。你需要获得医生的允许才能进行锻炼。这些练习被认为能对抗骨质疏松症，并延缓其在任何阶段的继续发展。

　　最佳的可行之道是提前预防。负重性练习能增加骨密度，对预防或改善骨质疏松症很有必要。你不需要去体育馆跑步，也不需要去商店购买砝码——人体的自重对我们骨骼来说足够重，且足够安全。在美国，女性的平均体重是75千克，而男性则是88.5千克。手臂所能承受的平均重量等同于一个中等大小的西瓜。对举重来说这个重量已足够！除非你特别钟爱举重，否则你永远不需要举起超过你体重的重量。

传统的负重训练常集中在身体较大且明显的骨骼部位，而往往忽略其余的骨骼。骨质疏松发生在全身的骨骼上，不仅仅是大的骨骼部位！所以你们应该强化锻炼所有的骨骼。

我们的骨架由二百余块骨骼组成。当骨质变得疏松时，骨架垮塌，身体就会畸形并缩小。骨质疏松导致的脊椎垮掉是我们最容易观察到的身体信号。为了拉直脊椎，我们要强化每个骨节和脊椎的每个骨头，将它们移动到合适的位置上——通过向前、向后、向侧面弯曲和彻底的旋转。

我们的肌肉通过抬高和放低骨骼能完成任何动作。每一次的活动，骨骼都在被压迫或是减缓压迫中。这些压迫刺激着身体细胞的苏醒以进行自我的强化，这就是骨质疏松得到改善的原因。

为了更好地理解骨骼和肌肉之间的关系，我将此形容为一个牵线木偶，用线将木偶串起来。恰如其分地解释了我们的骨骼和肌肉是怎么一起工作的。我们做的每一个动作，无论多么细微的动作，都要求骨骼和肌肉协调一致地工作。当肌肉群通过或大或小的动作抬起或放下我们的身体时，对骨骼持续给予或是放松压力。这些动作使血液出入我们的骨骼，排出维持细胞功能多余的副产品，将钙元素和其他有利于骨骼强健的营养成分和微量元素带进骨骼。

　　每一个动作，每一个姿势，每一种锻炼，都能对骨骼施予压力。作为反击，骨骼开始构建更强的骨质墙。我们的身体好比一座蜂窝状的基床，骨质墙内的骨骼好比吸收矿物质和晶体的接收器。因为骨质疏松，基床碎裂了，大量的矿物质和晶体无处存放。它们被带出骨骼，所以骨骼变得疏松，骨质变软。

　　训练对骨骼施压，帮助因患骨质疏松症而破碎的晶体重新修复。大的循环运动将血液压进骨骼，为骨骼运送所需的矿物质和晶体。一旦蜂窝状的基床被重建，晶体就被存储在矿物接收器内。这就是改善或是预防骨质疏松症的原理。

　　我与许多医生密切共事超过15年，收到了不少来自学员的医学报告，证明他们骨质疏松症被成功改善。不少客户在我的训练中心，不用负重训练就改善了骨质疏松。我现在确信，我们不用通过负重训练来改善或预防骨质疏松。人体自重对身体的肌肉和骨骼构造来说已足够。我们所需要的是骨骼负压训练，无论何种情况，要将这项训练融进我们的日常训练中。

　　我已经准备了一系列有助于预防和改善骨质疏松的练习。离心收缩拉伸中没有任何一项练习需要额外负重——任何形式的外在负重都会导致关节损伤。这些几乎全身性的练习应保持每天半小时，并一直持续下去。

手臂练习

双臂向外伸，最好抵住墙，肘部保持笔直，手掌弯曲（见图3-17-1）。做32次向下抽动练习，想象手臂受到阻力，这个练习能强化脊椎和肩膀的骨骼。

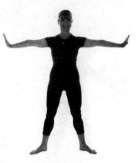

图3-17-1

丢球练习

第一步：抓住"球"（见图3-17-2）！

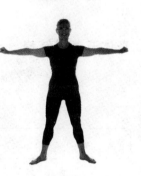

图3-17-2

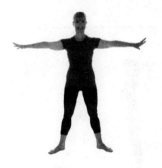

图3-17-3

第二步：放开"球"（见图3-17-3）！

重复练习一至二步32次，强化手臂和手指的骨骼。

对角拉伸练习

第一步：身体向一侧弯曲，肘部也与身体同步弯曲，双手握拳（见图3-17-4）。当拳头放开时能促进血液流动。

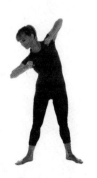

图3-17-4

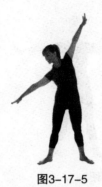

图3-17-5

第二步：手臂打开的同时，拳头放开，做对角的拉伸练习（见图3-17-5）。这能强化脊椎部位的骨骼。

身体五角星练习

第一步：双臂向上伸过头顶，伸向身后的墙角方向（见图3-17-6）。

提示：这个练习能强化脊椎和肩膀的骨骼。

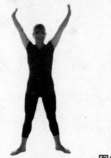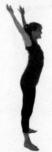

图3-17-6

第二步：手臂张开与肩同高，手臂向后伸（见图3-17-7）。

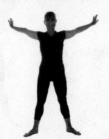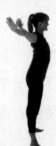

图3-17-7

第三步：手臂向下与肩膀呈45°，手臂向后（见图3-17-8）。一至三步最少练习8～10次。

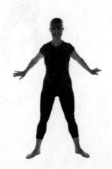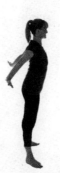

图3-17-8

提示：后背不要弯曲。脊椎始终保持略向前倾。

椅子辅助的脚部练习

扶着椅子，脚后跟抬起的同时做膝盖的弯曲和绷直练习（见图3-17-9）。

这个练习能强化腿部和脚部骨骼。脚后跟的抬起放下练习32次。

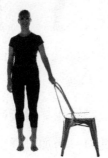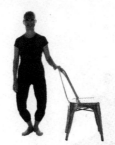

图3-17-9

针对小腿、脚和大腿的脚部练习

第一步：曲膝，扶着椅子保持身体平衡的同时，脚后跟抬起（见图3-17-10）。

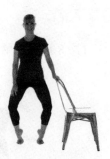

图3-17-10

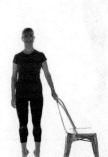

第二步：腿部伸直（见图3-17-11）。

一至二步慢速重复练习8次。这一系列的动作能强化小腿、脚和大腿骨骼。

图3-17-11

针对臀部和踝关节骨骼的脚部练习

第一步：双脚掌平踩在地面上，做一个大尺度的曲膝动作（见图3-17-12）。

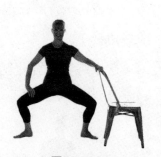

图3-17-12

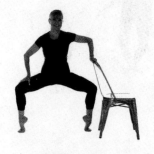

第二步：脚后跟尽可能向高抬，深度拉伸小腿肌肉，增加脚踝部位的灵活性（见图3-17-13）。

一至二步重复练习8次。

图3-17-13

臀部的强化练习

扶着椅子，脚掌弯曲的同时做16次侧踢腿练习（见图3-17-14）。这能强化站立的腿部和臀部骨骼。

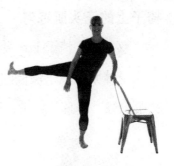

图3-17-14

臀部和腿部的强化练习

扶着椅子，脚部弯曲的同时做16次后踢腿练习（见图3-17-15）。这个练习能强化臀部骨骼。

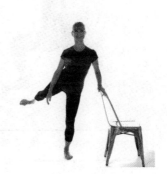

图3-17-15

脊椎和腿部的强化练习

扶着椅子，脚尖绷直和脚尖向上，做16次前踢腿练习（见图3-17-16）。

> 提示：练习时脊椎保持不动。抬腿时，只活动腿部肌肉，背部肌肉不要动（抬腿的高度并不重要）。

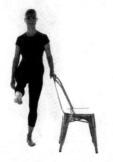 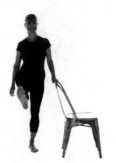

图3-17-16

227

椅子上的三头肌练习

双手放在椅子上，身体与地面呈90°。

身体紧贴椅子慢慢向下（见图3-17-17）。做8次椅子上的三头肌训练。休息几秒钟，整个动作继续练习4次。

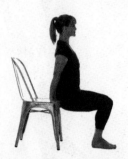 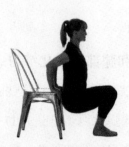

图3-17-17

提示：这个练习要用全身的重量来压迫手臂和肩部骨骼。

站立踢腿练习

脚尖绷直，向前踢腿，后背保持笔直（见图3-17-18）。整个练习过程收缩腹部肌肉。收腹的同时不要忘记呼吸！每一侧练习32次，然后脚部弯曲继续练习。

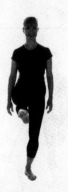 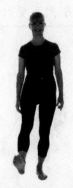

图3-17-18

站立式臀部练习

每条腿向内和向外旋转8次，以此来增加臀部的血液循环（见图3-17-19）。

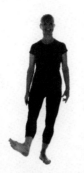

图3-17-19

侧面和向上拉伸强化脊柱的练习

第一步：双臂尽力向上拉伸，尽可能拉伸脊柱周边的大小肌肉。身体不要向后弯曲（见图3-17-20）。

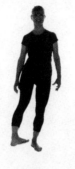

图3-17-20

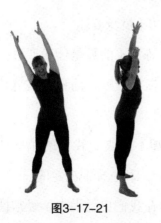

图3-17-21

第二步：身躯向一侧弯曲，腹部肌肉收紧，身体尽力拉伸（见图3-17-21）。一侧弯曲6秒，然后回到起始位置6秒。重复练习4～6次，每次交换另一侧练习。

后 记

生命的力量

生活是一支永不言败的劲旅，时时刻刻在为生存而战。而时间总是按照自己的意愿稳步前行，它不会顾及我们的感受，所以我们必须保持警觉，不要让自己提早衰老。我已经很明确地告诉你，你必须做出选择，向自己承诺：每日进行锻炼。时间的脚步从不停歇，我们也应如此。

为了能青春永驻，我们必须选择预防细胞死亡。

为了能青春永驻，我们必须选择预防萎缩。

为了能青春永驻，我们必须选择预防不良身姿。

锻炼并非是必须履行的使命，不锻炼也不能算是什么罪过。只不过你选择不锻炼，就是让你的身体提早衰败；而积极锻炼，那么健康、活力、青春将会永远与你同行。

基因能影响我们的寿命长短，但却不能决定我们的生活质量。我们的生活质量恰是由我们的自由意志和选择而决定的。

我阐明了我们生命进程的快慢掌握在我们自己手中。经常性的锻炼可以让我们体力充沛，精力旺盛，身姿优美，柔软灵活。我阐明了未来是要依然保持年轻，还是要长期忍受各种疼痛、疲乏无力，这也是由我们自己掌控的，关键在于我们是选择积极锻炼还是久坐不动。

我阐释得很清楚，如果不经常锻炼，一般谁也逃脱不了迅速而痛苦的衰老。萎缩使人痛苦，关节炎让人备受折磨，虚弱无力让人无望。我们必须做出明确的选择：或动或静，除此之外没有其他任何选择。我们也不能迟迟不做选择，如果等到自己感觉需要时再抉择，我们会错失良机。越早抉择将锻炼变成习惯，我们就会一直保持旺盛的生命力；越晚抉择，我们的获益将会大减。

时间总是在平静中稳步前行，从不会感到沮丧和疲惫。我们无须为了留住时间就去拼命地锻炼，每天30分钟轻缓的锻炼足以让时间为我们驻足。每天30分钟的锻炼，就可以让我们日常活动如穿脱衣服般舒畅自如，无须他人的帮助。让我们与家人朋友欢聚一天后也不觉疲惫。每天30分钟的锻炼，就能保持肌肉强健有力，我们也能免受疼痛的折磨。对于我们一般人而言，其实要求得并不多。我们不希望衰老，更不希望疾病缠身。我们所要的就是保持年轻，永远健康。

希望逆转已出现的衰老迹象吗？希望减慢衰老进程吗？我们所要做的就是稍微约束一下自己，每天自觉地进行半个小时的锻炼。就这么简单！

要想自己的身姿优美，就要让后背肌肉柔韧强健。每天不进行锻炼，肌肉就会逐渐萎缩僵硬。如果这种情况真的发生，我们的身体就无法伸直，又何谈身姿优美呢？

要想自己充满活力，就要不断地给线粒体添加燃料，才能保证我们的能量供给。每天不进行锻炼，卡路里就不会被燃烧，我们的能量又从何而来？整天疲惫不堪一定是自然的了。

阅读完这本书后你知道了自己身体内正发生着怎样的变化，又是怎样使自己变老。你也清楚了我们能够做些什么来预防衰老。现在，我们就要进行选择了。

在这本书中我不只是告诉你要选择健康，更是要鼓励你去选择一条更好的健康之路。我选择了一条积极之路，生活因此发生的变化证明这个选择是正确的，我很开心。我并非天真幼稚，我十分清楚保持健康不意味着永远不会生病。我经历过重病缠身，也体验过骨折的痛苦，所以，我知道遭遇病痛意味着什么。就是因为经历过，所以我知道我能战胜它们，甚至能更加健康。保持身体的活跃，意味着我的迅速康复更加有望；保持身体的活跃，意味着我以健康而又满满的活力开始我的老年生活；保持身体的活跃，意味着我可以享受生活，享受和女儿，和朋友在一起的欢乐温馨时光。我可以期待去旅游，期待未来的每一年都能去进行一次新的探险。我再也不会就这样默默地"衰老"。现在的我能看到未来的生活将是怎样的精彩。现在我所做的就是为了能拥有这一切。

其他人会要求什么？

当我看到我的父亲在他生命的最后几个月里挣扎着要活下来的时候，我被所有人的血管中都流淌着同样强大的生命力的观点所震惊。

我们所要做的就是激活内在的生命力量，同时这种力量会给我们千万倍的反馈。

最小的运动都会激活线粒体，启动生命之火。

最小的运动都会开启流淌在我们血管中的青春之泉！

生命用来生活，

生命用来创造生活，

生命从不轻易屈服。

如果我们选择强壮，

我们就会体力充沛，精力旺盛；

如果我们选择体力充沛，精力旺盛，

我们就会远离病痛；

如果我们选择远离病痛，

我们就能不依赖于他人而生活；

如果我们希望生活不依赖于他人，

就只在于我们的选择——必须锻炼，

我们必须选择锻炼！

致　谢

　　有些著作的编写创作完全是由一个人独自完成的，他理应独享成果和荣耀。而这本书虽是由我主笔，但实际上却是多人合作的结晶。在这本书的创作过程中，他们给予了鼎力支持，做出了极有价值的贡献，理应得到我由衷的感谢。

　　在这本书尚处于文稿阶段时，有很多编辑参与了编辑工作，他们投入了大量的时间和精力。首先是菲利浦·克拉克，他对稿件内容进行了全面的整理，将杂乱无章的文字变得美如散文，他对这本书的贡献功不可没。

　　这本书以大量不同的科学研究理论为依据，并引用了很多相关科研数据，因此会涉及一些法律权益问题。为此，琳达·怀特、梅丽莎·特伦、安娜贝尔·托利，三位富有才华的非凡女性，她们精诚合作，历经数月，为我们收集和研究了必需的相关材料。

　　我不得不特别提一下安娜贝尔·托利令人印象深刻的组织才能，她能将繁杂的拍摄运作得看似非常简单。她正式接手负责本书的编辑工作时，精简了一些重复的观点，精炼了那些冗长的句子，对此我非常感谢。我还要感谢出版社的悉尼·皮尔斯，她不辞辛苦，将每一张照片和其他一切相关材料都准备得非常妥帖，确保了本书的出版。

平常为一般的拍摄招模特不是难事，但为我们这本书的图片拍摄找到合适的人却实属不易。好在我们非常幸运地请到了前冰球运动员詹姆斯·嘉顿。他为本书中训练方法所做的示范动作清晰明了，准确到位。最近他加盟我们，担任离心收缩拉伸的教练员。

一本书、一部好的作品能得以问世，首先要经过前期的艰难创作，之后还要看能否被一家主流出版机构看中并接受出版。我以前就注意到很多作者都有自己的经纪人，现在知道了其中的缘由。好的出版经纪人确实值得大加赞扬。莱恩·费舍尔在版权代理领域可谓非同凡响。我有幸和他结识，更幸运的是他非常欣赏并看好这本书。这本书能被具有全球影响力的兰登书屋（Random House）出版，并推向渴求健康的读者，离不开莱恩·费舍尔的智慧和为本书付出的努力，以及对我们的鼓励和耐心，为此我由衷地说声"谢谢"！

很难想象如果出版人不了解自己读者的需求和品味，那么一本书的命运会是怎样。我要特别感谢朱莉·威尔和安妮·柯林斯。朱莉·威尔是本书的执行主编；安妮·柯林斯是加拿大兰登书屋的副总经理。朱莉对这本书中的观点非常赞赏，很看好这本书，她邀请代笔高手玛莉丝卡·范·亚斯特一起对本书进行修改，并对部分内容做了必要的改写。这二位高手的精心工作使得本书的文字更加优美，内容更浅显易懂。书中还随文穿插了大量精美动作图片，使读者能轻松愉快地阅读，并从中学到许多知识。而安妮·柯林斯所做的一切让我既感激又感动：感激是因为这本书能在加拿大顺利出版发行，离不开她给予的巨大推动；感动是因为她能身体力行，每日按书中介绍的健身方法进行锻炼，她亲身体验了这些方法是如何帮助她逆转时光的。我很荣幸能有这三位不一般的女性给予了我莫大的支持。

　　最后，我要由衷地感谢我女儿萨拉和我的母亲，感谢这些年来，在我致力于离心收缩拉伸开发、设计和不断完善的过程中，她们给予我的无尽关爱和鼓励，她们一直是我的坚强后盾。能与她们一起分享成功，才能使得我这些年来的艰辛经历更有意义。可以说离心收缩拉伸是艾斯蒙特·怀特家三代女性——妈妈、我、女儿共同努力的成果。萨拉，我的女儿，是她使我最后才下定决心写这本书的。回想那时她为了让我坚定信心费了多少时间，现在我真是非常感谢她当初的坚持。这些年来她看到那么多的人，有朋友，也有陌生人，听过我有关这本书的宣讲后，是那么的满怀希望，欢欣鼓舞。一直以来，她都是我最有力的支持者，她坚信这本书一定能鼓励并帮助到很多人，让他们拥有更加健康的身体以及更加幸福的生活。